エビデンスに基づいた

不育症・習慣流産の診療

杉浦真弓
名古屋市立大学大学院医学研究科産科婦人科学教授

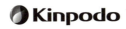

I 部　不育症の主要な原因と診療　　1

はじめに　2
1. 不育症・習慣流産の定義 …………………………………………… 2
2. 不育症の頻度「岡崎コホート研究」 ……………………………… 4
3. 不育症の原因のオーバービュー …………………………………… 6

1 章　抗リン脂質抗体症候群　　12
1. 抗リン脂質抗体症候群診断基準 …………………………………… 12
2. 抗リン脂質抗体研究の歴史 ………………………………………… 15
3. 抗リン脂質抗体の血栓形成機序 …………………………………… 18
4. 抗リン脂質抗体が流死産を起こす機序 …………………………… 22
5. 抗リン脂質抗体測定法：ループスアンチコアグラント ………… 23
6. ELISA 法を用いた抗リン脂質抗体の測定法 ……………………… 27
7. 産科的に有用な抗リン脂質抗体測定法の検証 …………………… 29
8. 診断基準にない測定方法 …………………………………………… 33
9. 抗リン脂質抗体症候群の治療 ……………………………………… 34
10. 抗リン脂質抗体症候群の治療の実際 …………………………… 37
11. 難治性抗リン脂質抗体症候群 …………………………………… 38
12. 国際抗リン脂質抗体学会の診断基準に当てはまらない症例に対する治療 …………………………………………………………… 40
13. 偶発抗リン脂質抗体の治療 ……………………………………… 42
14. 抗凝固療法の副作用 ……………………………………………… 42
15. おわりに …………………………………………………………… 43

2章　夫婦どちらかの染色体均衡型転座　　52
1. 均衡型転座が流産を起こすメカニズム ……………………………… 52
2. 着床前診断の歴史 ……………………………………………………… 57
3. 倫理的諸問題とわが国の着床前診断の現状 ………………………… 61
4. 均衡型転座に起因する習慣流産に対する着床前診断 ……………… 64
5. 均衡型転座に起因する習慣流産患者の自然妊娠による生産率 …… 68
6. 着床前診断は生産率改善に貢献しているか？ ……………………… 69

3章　子宮奇形　　74
1. 子宮奇形の発生頻度 …………………………………………………… 74
2. 子宮奇形の発生 ………………………………………………………… 74
3. 子宮奇形がなぜ不育症を起こすか？ ………………………………… 76
4. 子宮奇形の分類 ………………………………………………………… 76
5. 子宮奇形の診断方法 …………………………………………………… 80
6. 子宮奇形に対する手術後の生児獲得率 ……………………………… 84
7. 子宮奇形を持つ患者の手術なしの生児獲得率 ……………………… 87
8. 子宮奇形に対する手術は有効か？ …………………………………… 89
9. 子宮奇形の周産期リスク ……………………………………………… 92

4章　胎児（胎芽）染色体異常流産　　98
1. 胎児（胎芽）染色体異常の頻度 ……………………………………… 98
2. 胎児（胎芽）染色体数的異常の発生機序 …………………………… 104
3. 女性の加齢とともに染色体数的異常が増加する機序 ……………… 107
4. 原因不明不育症の妊娠帰結 …………………………………………… 114
5. 不育症診療の Evidence-Practice gap ………………………………… 115
6. 子宮内容除去術と待機療法 …………………………………………… 116
7. 着床前スクリーニングは生児獲得に貢献するのか？ ……………… 117
8. 胎児染色体異常関連遺伝子 …………………………………………… 122

5章　内分泌異常　130

1. 甲状腺機能低下症……130
2. 黄体機能不全……131
3. 多嚢胞性卵巣症候群……132

6章　先天性血栓性素因　140

1. 先天性血栓性素因……140
2. プロテインS欠乏症……143
3. 凝固第XII因子活性……152

7章　原因不明不育症　164

1. 不育症における遺伝子多型……164
2. 原因不明不育症への対応……171

II部　不育症をめぐる社会的な課題　173

8章　心理社会因子　174

1. 流産による抑うつ，不安障害の発症……174
2. 不育症の夫婦関係……177
3. 精神的ストレスによって流産は起こるか？……178
4. 仕事と流産の関係……180
5. Tender Loving Care：精神療法は生産率に寄与するか？……181
6. 抑うつ・不安を持つ患者に対する精神的支援……184
7. 不育症特異的な認知行動療法……186
8. 不育症に対する社会の認識……188
9. 流産によって抑うつ，不安障害が発症する機序……190
10. 豆柴ダイヤル……192

9章　自費診療のエビデンス　200

1. 免疫療法……200

2. アスピリン・ヘパリン療法……………………………………202
　　3. プロゲステロン療法……………………………………………203

10章　妊娠の高年齢化と不育症　　　　　　　　　　　　　　208
　　1. 女性のライフスタイルの変化…………………………………208
　　2. 加齢に伴う妊孕性低下…………………………………………210
　　3. 加齢に伴う出産のリスク………………………………………211
　　4. 生殖知識の欠如と生殖教育の重要性…………………………212

Ⅲ部　クリニカルクエスチョン　　　　　　　　　　　　　　215

　　1. 10回以上流産しましたがどうしたらいいでしょうか？……216
　　2. カフェインの影響はありますか？……………………………218
　　3. 流産を繰り返しても無事に出産できますか？………………219
　　4. 流産後，次の妊娠までどれくらいあけますか？……………221
　　5. 食事はどんなことに気を付けたらいいですか？……………222
　　6. 肥満は不育症のリスクになりますか？………………………225

あとがき　　　　　　　　　　　　　　　　　　　　　　　　228
索引　　　　　　　　　　　　　　　　　　　　　　　　　　229

I部　不育症の主要な原因と診療

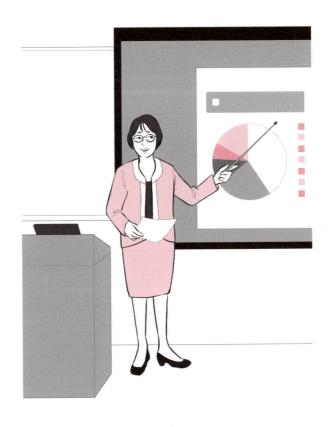

はじめに

1. 不育症・習慣流産の定義

　流産は15％の高頻度で起こり，その多くは胎児（胎芽）染色体数的異常によって起こるため，3回以上を病的な意義があると考えられてきました．習慣流産（recurrent miscarriage）は，古典的には3回以上連続する流産と定義されます[1]．不育症（recurrent pregnancy loss: RPL）は「妊娠はするけれど流産・死産を繰り返して児を得られない場合」です．
　欧州生殖医学会（European Society of Human Reproduction and Embryology: ESHRE），米国生殖医学会（American Society of Reproductive Medicine: ASRM），世界保健機構は，

> Recurrent miscarriage: 3回以上の習慣流産．10週未満のときはRecurrent early miscarriage
> Recurrent pregnancy loss (RPL): 2回以上の流死産．10週未満のときはRecurrent early pregnancy loss

と定義しています（表1）[2]．欧米での流産は20週未満のことが多く，論文ごとに週数が記載されており，わが国の22週未満とは異なります．
　しかし，昨今の先進国における少子化を鑑み，また，2回以上と3回以上を比較して，原因頻度などに差がないとする報告から，2回以上の不育症（RPL）を研究対象とする論文が増加してきました[3]．
　妊娠10週未満の初期流産（early loss）は胎芽死亡（embryonic loss）であり，妊娠10週以降late lossのfetal lossとは原因が異なる可能性が

表1 不育症の定義

欧州・米国生殖医学会 / WHO	日本
Recurrent Pregnancy Loss: 　　Two or more pregnancy loss (demise)	不育症：妊娠はするけれど流産・死産を繰り返して生児を得られない場合
Recurrent Miscarriage: 　　Three or more miscarriage	習慣流産：3回以上連続する流産（不育症に含まれる） 反復流産：2回以上の流産
Miscarriage: at less than 20 weeks gestation	流産：妊娠22週未満の娩出
Clinical miscarriage:	臨床的流産：超音波検査で胎のう（妊娠性のふくろ）を確認できる
Biochemical pregnancy:	生化学妊娠：妊娠反応が出てすぐに消失する．妊娠の22％にみられるとの報告もあり，流産には含めない
Early miscarriage:	早期流産：10週未満の流産
Late miscarriage:	後期流産：10週以降の流産
Stillbirth: after 20 weeks gestation	妊娠12週以降の死産
Infertility:	不妊症：妊娠を試みて一年間妊娠できない場合

あります．

国際抗リン脂質抗体学会の診断基準の妊娠合併症は不育症と一致していません．抗リン脂質抗体症候群（antiphospholipid syndrome）の妊娠合併症は，

(a) 妊娠10週以降の胎児奇形のない1回以上の子宮内胎児死亡
(b) 妊娠高血圧腎症もしくは胎盤機能不全による1回以上の妊娠34週以前の早産
(c) 妊娠10週未満の3回以上連続する原因不明習慣流産

であることから，1回の子宮内胎児死亡や早産が不育症に含まれると誤解されやすいですが，これらは不育症に含まれません[4]．

反復流産，子宮内胎児死亡，子宮内胎児発育遅延，妊娠高血圧症候群，胎

盤早期剥離は血栓性素因と妊娠時血管障害（thrombophilia and gestational vascular complication）という概念で捉らえることができるため，これらの一連の疾患群を Pregnancy Wastage と呼ぶことが提唱されましたが，一般的ではありません．

1980 年代の生殖医学雑誌には不妊症（infertility）に対して生殖能力低下を意味する subfertility という言葉が用いられており，不育症はこれらに含まれていました．その後，習慣流産（habitual abortion）という用語が使われましたが，現在は習慣流産（recurrent miscarriage），不育症（recurrent pregnancy loss）という表現の方が一般的です．

生化学妊娠（(bio) chemical pregnancy）とは，妊娠反応（hCG の検出）のみによって妊娠が確認され，胎嚢が確認される以前に妊娠が終了する状態をいいます．妊娠反応の精度上昇に伴って認識されるようになった概念であり，生化学妊娠の頻度は 22 ％であり，その患者の 95 ％がその後の妊娠において臨床的妊娠に至ったとの報告があります[5]．高頻度であり，予後もいいため，流産に含まないことになっていました．しかし，欧州生殖医学会は，胎嚢が確認されない流産（non-visualized pregnancy loss）は臨床反復流産よりもその後の生児獲得率が悪いとする研究成果を発表し，生化学妊娠も流産に含めるべきとの見解です（relative risk 0.90, 95 ％ CI 0.83 - 0.97）[6]．今のところ米国生殖医学会や米国産婦人科学会のコンセンサスは得られていません．日本では生化学妊娠は妊娠，流産に含めないことがコンセンサスとなっています．

2．不育症の頻度「岡崎コホート研究」

流産は妊娠最大の合併症であり，約 15 ％に起こります．女性の加齢とともに増加し，40 歳代では 40 ％を超えます（図 1）[7]．

不育症の疫学調査は病院で行うことは難しく，報告も多くはありませんが，欧米では習慣流産の頻度が 1 ％，不育症の頻度が 5 ％と報告されています[8]．

図1 女性の加齢とともに増加する不妊症と流産の頻度（％）

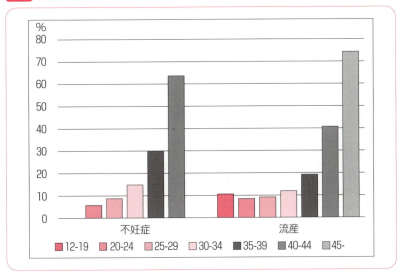

不妊症の頻度 Menken, et al. Science 1986; 233(4771): 1389-1394.
流産の頻度 Andersen, et al. BMJ 2000; 320(7251): 1708-1712.

　私たちは，名古屋市立大学公衆衛生学鈴木貞夫教授が生活習慣と疾患の関係を調べる目的で行った「岡崎コホート研究」によって，日本で初めての不育症頻度調査を実施しました[9]．この疫学研究は2007年4月から2010年5月までの間に愛知県岡崎市の公衆衛生センターにおいて健康診断を受けた35歳から79歳の女性のうち，同意の得られた2,733人の妊娠歴から計算しました．2,503人の女性が平均3回の妊娠を経験しており，習慣流産の頻度は妊娠経験者の0.9％，不育症の頻度は4.2％であり，38％が1回以上の流産を経験していました．

　習慣流産，不育症の頻度は欧米の報告と同程度でした．1回の流産が約15％なので2回，3回と妊娠回数が増加すれば流産経験者は30％，45％と増加します．研究対象は平均3回の妊娠歴を持ち，繰り返す人もいるため，流産経験者が38％というのは産婦人科医師にとっては合理的な頻度ですが，一般社会に与えるインパクトは大きかったため，2009年8月には，この

図2 愛知県岡崎市で行われた不育症頻度調査「岡崎コホート研究」が報道された新聞記事

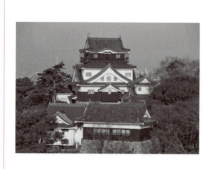
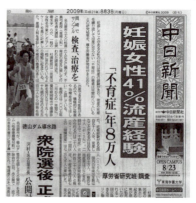

新聞に掲載された数字は途中経過のために若干異なっており，最終結果が38％でした．

ニュースが各地の新聞の一面に掲載されました（図2）．

　私たち専門家にとって当然と考える「流産経験38％」を，一般社会が多いと考えるギャップは，不育症の認知度の低さに他ならないでしょう．

　岡崎コホート研究では，流産なしの夫婦の離婚が3.0％に対し，1回の流産では4.7％，2回以上の流産では8.8％に上昇しました．流産が夫婦関係に深刻な影響をもたらすことも世界で初めて明らかになりました．

3. 不育症の原因のオーバービュー

　不育症の4大原因は抗リン脂質抗体，子宮奇形，夫婦染色体異常，胎児染色体異常です（表2）．N Engl J Med の Clinical Practice，米国産婦人科学会，米国生殖医学会，英国ロイヤルカレッジ産婦人科は，臨床家が実施すべき検査として抗リン脂質抗体，子宮奇形，夫婦染色体検査，胎児染色体検査を推奨しています[8]．

表2 不育症の原因と問題点

不育症の原因	欧州・米国生殖医学会 国際抗リン脂質抗体学会が推奨する検査	日産婦ガイドライン2017 CQ204 推奨レベル	日本および世界の問題点
抗リン脂質抗体	● ループスアンチコアグラント 　リン脂質中和法 　希釈ラッセル蛇毒法 ● （β2GPI）抗カルジオリピン抗体 ※いずれも12週間持続	A	■偶発例をどうするか ■抗プロトロンビン抗体など診断基準にない測定系の産科的意義 ■ループスアンチコアグラントの測定が適切に行われていない
子宮奇形	超音波検査，子宮卵管造影，MRI	A	■手術による出産率の改善が証明されていない
夫婦染色体異常（均衡型転座）	夫婦染色体検査（G分染法）	B	■着床前診断によって流産は減少するが，出産率は改善しない
胎児染色体異常	絨毛染色体検査	C	■着床前スクリーニングによる出産率の改善が証明されていない

　名古屋市立大学の不育症1,676組を対象とした研究では，抗リン脂質抗体の頻度は10.7％，持続性があり抗リン脂質抗体症候群と診断されたのは4.5％，子宮大奇形の頻度は3.2％，夫婦どちらかの染色体異常の頻度は6％，糖尿病，甲状腺機能低下症などの内分泌異常の頻度は12％，約70％が原因不明でした（図3左）[10]．

　糖尿病，甲状腺機能低下は古くから習慣流産の原因と考えられてきましたが，横断研究がその根拠であり，特に糖尿病は不育症に占める頻度が1％と低いこと，無作為割り付け試験（randomized controlled trial: RCT）が限られていることから原因かどうかははっきりしていません．N Engl J MedのClinical Practice，米国産婦人科学会，米国生殖医学会，英国ロイヤルカレッジ産婦人科は臨床症状がある場合に検査を行うとしています[8]．

図3 不育症の原因

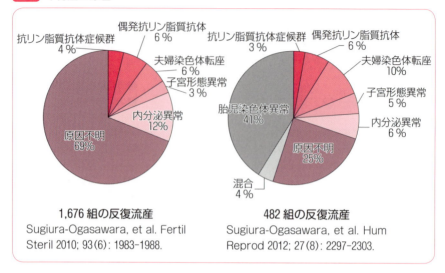

1,676組の反復流産
Sugiura-Ogasawara, et al. Fertil Steril 2010; 93(6): 1983-1988.

482組の反復流産
Sugiura-Ogasawara, et al. Hum Reprod 2012; 27(8): 2297-2303.

　多囊胞性卵巣症候群の関与も報告されていますが，RCTは少なく，原因かどうかはまだはっきりしていません．インシュリン抵抗性，甲状腺機能低下と共通の病態が存在することが推定されます．

　胎児（胎芽）染色体検査が臨床的に実施されることは少ないため，一般的に半数以上が原因不明とされています．散発流産において胎児染色体異常が原因であることは証明されていますが，反復流産の原因としては，そのような"偶然"はないだろうと思われてきました．私たちは反復流産患者の1,309妊娠について，

1. 反復流産では散発流産よりも有意に胎児染色体正常の流産が多い．
2. 既往流産が2-4回では50％以上に胎児染色体異常がみられる．
3. 流産回数が増加すると生児獲得率が低下する．
4. 流産回数が増加すると染色体異常は減少する．
5. 胎児染色体異常は次回出産の予知因子である．

ことを世界で初めて報告しました[11].

さらに，胎児染色体検査と系統的検査がすべて行われた不育症482組の原因頻度を調べたところ，41%は胎児染色体異常のみがみられ，胎児染色体正常を示す真の原因不明は25%に留まることを明らかにしました（**図3右**)[12]．胎児染色体検査が複数回実施されている症例では70%以上が胎児異常は異常を，胎児正常は正常の核型を反復していました．胎児染色体異常が最も高頻度な原因である可能性を示したと思います．

日本産科婦人科学会・日本産婦人科医会診療ガイドライン2017産科編「CQ204 反復流産・習慣流産」における推奨レベルは，抗リン脂質抗体A，子宮奇形A，夫婦染色体検査Bです（**表2**)．胎児染色体検査がCとなったのは，健康保険が適用されないこと，検査できる施設が限られるという実務上の理由によります．不育症のEvidence-Practice gapといえます．

一方，平成20-22年度厚生労働省不育症研究班（斎藤滋班長）は，ホームページなどにおいて凝固第XII因子活性，プロテインS，抗ホスファチジルエタノールアミン抗体測定を選択的検査として推奨しています．これらはループスアンチコアグラント（Lupus anticoagulant: LA）の影響が大きく，LAが適切に測定されれば必要ありません．厚生労働省不育症研究は，エビデンスレビューすることなく班員の研究成果に基づいて診療方針を提言するEvidence Level IVの会議でした．昨今，ガイドラインと称する場合はエビデンスレビューを行うことが求められ，改善される必要があります．

続発性もしくは40歳以上の高齢女性では胎児染色体異常が高頻度であり，抗リン脂質抗体症候群，子宮奇形は稀でした[12]．均衡型転座は原発性もしくは40歳未満と同等にみられました．患者背景によって検査の種類を選択することも今後の少子高齢化社会では医療経済的に重要となるでしょう．2回目の流産で胎児染色体異常が確認された場合，不育症原因検索をしないことで医療費が節約できるという報告もあります．

後期流産においては，早産と同様の感染による不育症が一定の頻度で存在します．子宮収縮，破水，絨毛膜羊膜炎，頸管無力症などの特徴を持っています．

生殖内分泌異常,免疫異常,血栓性疾患,遺伝子変異,精神的ストレス,喫煙,カフェインなどの関与も報告されていますが,危険因子であることと原因は異なります.臨床的な影響の大きな危険因子を原因といいます.

N Engl J Med の Clinical Practice, 米国産婦人科学会, 米国生殖医学会, 英国ロイヤルカレッジ産婦人科は甲状腺機能, 糖尿病, 多囊胞性卵巣症候群, 血栓性素因, 微生物, 細胞性免疫の検査をルチン検査として推奨していません.

文献

1) Stirrat GM. Recurrent miscarriage. Lancet 1990; 336: 673-675.
2) Kolte AM, Bernardi LA, Christiansen OB, et al.; ESHRE Special Interest Group, Early Pregnancy. Terminology for pregnancy loss prior to viability: a consensus statement from the ESHRE early pregnancy special interest group. Hum Reprod 2015; 30(3): 495-498.
3) Jaslow CR, Carney JL, Kutteh WH. Diagnostic factors identified in 1020 women with two versus three or more recurrent pregnancy losses. Fertil Steril 2010; 93(4): 1234-1243.
4) Miyakis S, Lockshin MD, Atsumi T, et al. International consensus statement of an update of the classification criteria for definite antiphospholipid syndrome (APS). J Thromb Haemost 2006; 4(2): 295-306.
5) Wilcox AJ, Weinberg CR, O'Connor JF, et al. Incidence of early loss of pregnancy. N Engl J Med 1988 Jul 28; 319(4): 189-194.
6) Kolte AM, van Oppenraaij RH, Quenby S, et al.; ESHRE Special Interest Group Early Pregnancy. Non-visualized pregnancy losses are prognostically important for unexplained recurrent miscarriage. Hum Reprod 2014; 29(5): 931-937.
7) Anderson AMN, Wohlfahrt J, Christens P, et al. Maternal age and fetal loss: population based register linkage study. BMJ 2000; 320(7251): 1708-1712.
8) Branch DW, Gibson M, Silver RM. Clinical Practice: Recurrent miscarriage. N Engl J Med 2010; 363(18): 1740-1747.

9) Sugiura-Ogasawara M, Suzuki S, Ozaki Y, et al. Frequency of recurrent spontaneous abortion and its influence on further marital relationship and illness: The Okazaki Cohort Study in Japan. J Obstet Gynaecol Res 2013; 39(1): 126-131.
10) Sugiura-Ogasawara M, Ozaki Y, Kitaori T, et al. Midline uterine defect size correlated with miscarriage of euploid embryos in recurrent cases. Fertil Steril 2010; 93(6): 1983-1988
11) Ogasawara M, Aoki K, Okada S, et al. Embryonic karyotype of abortuses in relation to the number of previous miscarriages. Fertil Steril 2000; 73(2): 300-304.
12) Sugiura-Ogasawara M, Ozaki Y, Katano K, et al. Abnormal embryonic karyotype is the most frequent cause of recurrent miscarriage. Hum Reprod 2012; 27(8): 2297-2303.

抗リン脂質抗体症候群

1. 抗リン脂質抗体症候群診断基準

　抗リン脂質抗体症候群（antiphospholipid syndrome: APS）は抗リン脂質抗体（antiphospholipid antibody: APLs）と関連する自己免疫血栓症および妊娠合併症と定義されます[1]．APS 診断基準の臨床症状は動静脈血栓症と妊娠合併症です（表1-1）．

　APS の基本病態は血栓傾向であり，動脈・静脈ともに起こることが APS の特徴です．動脈血栓では脳梗塞，一過性脳虚血発作などの脳血管障害が 90％を占め，虚血性心疾患が少ない特徴があります．静脈血栓としては下肢深部および表層静脈血栓が多く，肺塞栓を合併しやすい特徴があります．

　診断基準に含まれない疾患に心弁膜症，神経疾患（舞踏病，横断性脊椎症），皮膚疾患（リベドー疹），血小板減少症，微小血栓による腎障害があります[2]．また，APS の特殊型である劇症型抗リン脂質抗体症候群は播種性血管内凝固症候群（disseminated intravascular coagulation: DIC）もしくは血栓性血小板減少性紫斑病に類似し，急激に多臓器不全に陥り，致死率が高い特徴があります．

　他の膠原病を合併しない場合を原発性抗リン脂質抗体症候群（primary APS），全身性エリテマトーデスなどの膠原病を合併する場合を続発性抗リン脂質抗体症候群（secondary APS）と呼びます．全身性エリテマトーデスでは約 40％に APS が合併しますが，関節リウマチでは一般集団と変わりません．

　国際抗リン脂質抗体学会は抗リン脂質抗体症候群診断基準を策定しました

表1-1 抗リン脂質抗体症候群診断基準

臨床所見
1. 動静脈血栓症
2. 妊娠合併症
   (a) 妊娠10週以降の胎児奇形のない1回以上の子宮内胎児死亡
   (b) 妊娠高血圧腎症もしくは胎盤機能不全による1回以上の妊娠34週以前の早産
   (c) 妊娠10週未満の3回以上連続する原因不明習慣流産

検査基準
1、国際血栓止血学会のガイドラインにそった測定法のループスアンチコアグラント
   a. リン脂質依存性凝固時間（aPTT，カオリン凝固時間，ラッセル蛇毒時間）の延長がみられる．
   b. 正常血漿との混合試験によって凝固時間が補正されない．
   c. 過剰のリン脂質に中和されて凝固時間が補正される．
   d. 他の凝固インヒビターが存在しない．
2、標準化されたELISA法による抗カルジオリピン抗体IgGあるいはIgM陽性（中高陽性以上＞40GPL or MPL もしくは＞99パーセンタイル）
3、標準化されたELISA法による抗β2GPI抗体IgGあるいはIgM陽性（中高陽性以上＞40GPL or MPL もしくは＞99パーセンタイル）

12週間以上はなれた別の機会で2回以上陽性
臨床症状が1項目以上存在し，検査項目が1項目以上存在するとき抗リン脂質抗体症候群とする

Miyakis, et al. J Thromb Haemos 2006; 4: 295-306.

がAPSはまだその病態が解明されたわけではないため，3年ごとに開催される学会において改定を加えることになっています．2006年に改定された抗リン脂質抗体症候群APS診断基準（表1-1）では，

(a) 妊娠10週以降の胎児奇形のない1回以上の子宮内胎児死亡
(b) 妊娠高血圧腎症もしくは胎盤機能不全による1回以上の妊娠34週以前の早産
(c) 妊娠10週未満の3回以上連続する原因不明習慣流産

が妊娠合併症であり，不育症の定義とは一致していません[1]．

表1-2 頻度別の抗リン脂質抗体症候群臨床症状

頻度	症状
20％以上の頻度	流産・子宮内胎児死亡 静脈血栓塞栓症 血小板減少症 脳梗塞もしくは一過性脳虚血発作 片頭痛 リベドー疹 Livedo reticularis
10-20％の頻度	妊娠高血圧腎症もしくは子癇 胎盤機能不全による早産 心臓弁疾患 溶血性貧血 冠動脈疾患
10％未満の頻度	てんかん 血管性痴呆症 舞踏病 網膜動静脈血栓症 一過性黒内障 肺高血圧症 下肢皮膚潰瘍 手指の壊疽 骨壊死 抗リン脂質抗体症候群腎症 腸間膜虚血 Mesenteric ischemia

Ruiz-Irastorza G, et al. Lancet 2000; 376 (9751): 1498-1509.

　APSの臨床症状を頻度別に表に示しました（表1-2）．早期流産よりも子宮内胎児死亡との関連が強いと考えられています．診断基準に含まれない妊娠合併症として，反復流産，子宮内胎児発育遅延，妊娠高血圧症候群，HELLP症候群，胎盤早期剥離，羊水過少があります．死産の頻度は0.8％ですが，APSの特徴は子宮内胎児死亡であり，慢性的な胎児胎盤機能不全を示す子宮内胎児発育遅延，羊水過少を伴うことが特徴です．抗リン脂質抗体症候群の妊娠合併症は血栓性素因と妊娠時血管障害（thrombophilia and gestational vascular complication）という概念で捉えることができます．

早発型妊娠高血圧症候群が特徴であり，胎児well-being管理が進歩した昨今は子宮内胎児死亡に至る前に帝王切開により救命されるため「早産」が診断基準に加わりました．5％の頻度の一般的な早産とは異なります．日本産科婦人科学会用語集2004年の「不育症とは流産，早産を繰り返す」という間違った記載はAPS診断基準に由来したのかもしれません．用語集は2018年の改定で修正されます．

　習慣流産（recurrent miscarriage）は1990年に3回以上連続する流産と定義されました[3]．流産には胎児（胎芽）染色体数的異常による"偶発的"なものが含まれているため回数が多いと偶発的はなくなることを想定して定義されました．しかし，胎児（胎芽）染色体異常率は既往流産回数が増加するにしたがって漸減することが明らかになり，2回と3回を区分する合理的理由はありません[4]．不育症（recurrent pregnancy loss: RPL）は2回以上の流死産（two or more pregnancy loss）と定義されています．妊娠の高齢化が進む先進国において3回流産するのを待つのは非人道的であり，2回の反復初期流産の段階で検査してもよいというのが日本のコンセンサスです[5]．

　2016年9月に北キプロスで開催された国際APS学会において，システマティック・レビューによって診断基準を見直すことが話しあわれました．

2. 抗リン脂質抗体研究の歴史

　1952年に血液中の凝固時間を延長させる物質（circulating anticoagulant）として報告されたのがループスアンチコアグラント（Lupus anticoagulant: LA）の最初の報告です[6]．1975年には3回の原因不明子宮内胎児死亡の妊婦に循環抗凝血素（circulating anticoagulant）を認め，4回目の妊娠中に血液交換を行って生児獲得した世界で最初の産科抗リン脂質抗体症候群（obstetric APS）の症例が報告されました[7]．

　また，1981年には動脈血栓，子宮内胎児死亡を起こした症例のLAが

IgGであることが証明されました[8].

　1983年には抗カルジオリピン抗体のradioimmunoassay測定法が開発され，LAや血栓症と強く関係することが報告されました[9]．1980年代にはenzyme linked immunosorbent assay（ELISA法）による測定系が開発され，カルジオリピン（cardiolipin: CL），ホスファチジルセリン（phosphatidylserine），ホスファチジルコリン（phosphatidylcholine），ホスファチジン酸（phosphatidic acid），ホスファチジルイノシトール（phosphatidylinositol），ホスファチジルエタノールアミン（phospatidylethanolamine: PE）に対するIgG，IgA，IgMの測定が盛んに行われました．特に抗カルジオリピン抗体は梅毒の生物学的疑陽性として歴史が長かったため多くの研究が行われ，1986年には抗カルジオリピン抗体症候群（anticardiolipin syndrome）と呼ぶことが提唱されました[10,11]．その後は抗リン脂質抗体症候群（antiphospholipid syndrome: APS）と呼ばれるようになりました．

　1990年には3つのグループから，抗CL抗体の真の対応抗原はCLではなくβ2glycoprotein I（β2GPI）であることが報告されました[12-14]．β2GPI依存性抗カルジオリピン抗体はカルジオリピンと結合することによって構造変化を起こしたβ2GPIに対する抗体であり，血栓症や習慣流産，死産の原因ですが，β2GPI非依存性抗カルジオリピン抗体はカルジオリピンに対する抗体であり，梅毒をはじめとする感染症と関係しますが，流死産の原因にはなりません（図1-1）．

図1-1　β2GPI依存性抗カルジオリピン抗体と非依存性抗カルジオリピン抗体

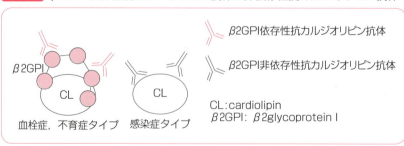

β2GPIは分子量5万の塩基性蛋白質であり，326個のアミノ酸からなるシングルペプチドが分子内ジスルフィド結合により5つのsushi domainを形成しています．第5ドメインにリン脂質結合部位があり，陰性荷電を持つリン脂質と結合することで第4ドメインに抗β2GPI抗体が認識するエピトープが発現します．

国内で委託検査可能な抗カルジオリピン抗体は測定時にβ2GPIを用いており，抗β2GPI・カルジオリピン複合体抗体（ヤマサ株式会社）と同様にβ2GPI依存性抗カルジオリピン抗体であり，APS検査基準2に相当しており，どちらか一方を測定します．私たちが実施した全国調査では，抗カルジオリピン抗体と抗β2GPI・カルジオリピン複合体抗体の両方とも測定している施設が多いことが判りました（図1-2）[16]．抗β2GPI・カルジオリピ

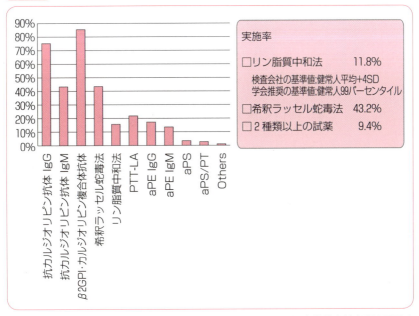

図1-2 全国調査：抗リン脂質抗体症候群診断のために測定している検査法

厚生労働省村島班全国調査
Sugiura-Ogasawara, et al. Mod Rheumatol 2015; 25(6): 883-887.

ン複合体抗体を APS 検査基準 3 の抗β2GPI 抗体と誤解していることが考えられます．

　ポリスチレンに酸素存在下で放射線を照射すると酸素原子が導入され，このように得られた酸化ポリスチレンプレートを用いた ELISA 法によってカルジオリピン非存在下に抗β2GPI 抗体を測定することができます[16]．これが APS 検査基準 3 の抗β2GPI 抗体に相当します．抗β2GPI 抗体は現在国内で委託検査ができませんが，産科的に有用性があるかどうかはまだ確認されていません[17]．

　その後，LA の対応抗原がリン脂質（phosphatidylserine, phosphatidylcholine）ではなくリン脂質と結合したプロトロンビンであることが示されました[18]．1990 年代には高分子キニノゲン（high molecular weight kininogen: KN），Annexin V，プロテイン C（Protein: PC），プロテイン S（Protein S）などが真の対応抗原として報告されましたが，現在も抗リン脂質抗体と呼ばれています[19]．

　抗リン脂質抗体はリン脂質あるいはリン脂質と蛋白の複合体に結合する自己抗体の総称であり，主な対応抗原はβ2GPI とプロトロンビンです．

3. 抗リン脂質抗体の血栓形成機序

　凝固系カスケードおよび各種凝固時間が関与する部位を図 1-3 に示しました．抗リン脂質抗体はリン脂質依存性の凝固第 IX 因子，X 因子，プロトロンビン活性化部分に関与して血栓形成を起こすと考えられます．LA を検出するためには，3 つのステップが必要です[20]．

1. 外因系凝固時間（prothrombin time: PT），内因系凝固時間（activated partial thromboplastin time: APTT, Kaolin clotting time: KCT），共通系凝固時間（Russell's viper-venom time: RVVT）などの延長

図1-3 凝固線溶系と凝固抑制系および各種凝固時間

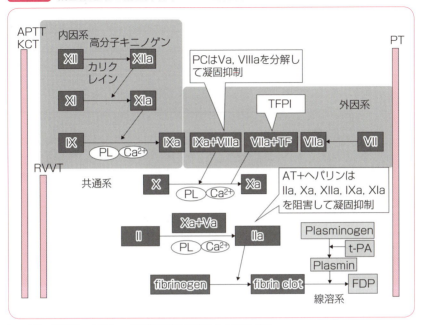

II〜XII：凝固第n因子．aは凝固因子の活性化を意味する．
II：プロトロンビン　　PL：リン脂質　　AT：アンチトロンビン
IIa：トロンビン　　　　PC：プロテインC　FDP：フィブリン分解産物
TF：Tissue Factor
TFPI：TF pathway inhibitor

2. 患者血漿と正常血漿を混合しても延長が是正されない混合試験（mixing test）陽性である
3. 確定試験として過剰なリン脂質もしくは血小板を加えることで抗体が中和され，凝固時間が短縮する

　LAは生体内では血栓症を起こしますが，in vitroでは凝固時間を延長させるというパラドキシカルな現象を特徴とします．APS患者においてPTはめったに延長しません．また，KCTはその再現性の悪さから推奨されていません[20]．

図1-4 抗リン脂質抗体が血栓症を起こすメカニズム

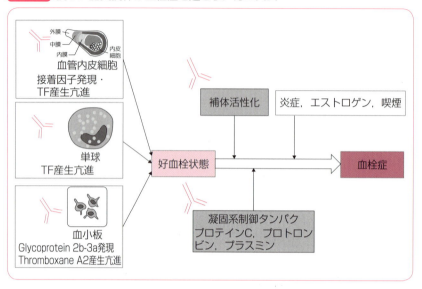

　APSでは動脈・静脈いずれも血管径にかかわらず血栓症を起こし，血管内皮，血小板，単球，補体に結合することで血栓症を産生すると考えられています（図1-4）[2]．

　血管内皮に対する作用としては，何らかの障害によって血管内皮細胞表面に表出したホスファチジルセリンなどの陰性荷電リン脂質と結合したβ2GPIとプロトロンビンを介して抗リン脂質抗体が結合することによって，

1　接着因子の発現を増強
2　組織因子（tissue factor: TF）の放出を促進
3　プロスタサイクリン（prostacyclin；抗血小板作用・血管拡張作用）の放出を抑制
4　組織プラスミノゲン活性化因子（tissue plasminogen activator: t-PA；血栓溶解作用）の放出を抑制
5　プラスミノゲン活性化因子抑制因子（plasminogen activator

表1-3 抗リン脂質抗体が血栓症や子宮内胎児死亡を起こす機序[21]

機序	報告されている新たな治療
酸化ストレスの増加 　酸化β2GPIの増加 　eNOSの変化	N-acetylcysteine コエンザイムQ スタチン
抗β2GPI抗体による受容体活性化 　血小板のApoE receptor 2, glycoprotein Ibα, 　単球のannexin A2, TLR2, TLR4 　血管内皮細胞のannexin A2, TLR2, TLR4	ApoE receptor analogue β2GPIの合成 domain I
血管内皮細胞，単球，好中球のtissue factor発現と活性化	Protein disulfide isomerase 阻害薬 スタチン
凝固第XI因子 free thiol form 増加	Protein disulfide isomerase 阻害薬 凝固第XI因子阻害薬
annexin Vの細胞膜シールドの破綻[23]	Hydroxychloroguine
補体C3, C5活性化	エクリズマブ
TLR7, TLR8発現増加	Hydroxychloroguine

Giannakopoulos, et al. N Engl J Med 2013; 368(11): 1033-1044.

inhibitor-1: PAI-1; t-PAの阻害物質)の放出を亢進

などの機序によって血栓形成に働くと考えられています(図1-4)[2].

また，血管内皮に存在するトロンボモジュリン(thrombomodulin)はトロンビンと結合することによってPCを活性化し，PCは活性化血液凝固第V因子(FVa)，活性化第VIII因子(FVIIIa)を不活化することで凝固抑制しますが，抗リン脂質抗体はPC活性化を抑制することで血栓形成に働くと考えられています．

血小板に対する作用としては，血小板表面のリン脂質と結合することによって血小板を活性化し thromboxane A2 の放出を促進し，血小板凝集能を亢進すると報告されています．

抗リン脂質抗体は多種類のリン脂質結合蛋白に対する抗体群であるため多彩な機序が報告されています(表1-3)[21].

4. 抗リン脂質抗体が流死産を起こす機序

　抗リン脂質抗体は血栓によってあらゆる臓器に臨床症状をもたらします．流死産についても，胎盤，子宮局所の血栓症および梗塞による子宮局所の血流障害を起こして子宮内胎児死亡，子宮内胎児発育遅延，胎盤機能不全，羊水過少を起こすという説が有力です．

　抗リン脂質抗体が流死産を起こす機序に関する基礎研究は数多く報告されています．私たちは，β2GPI が凝固第Ⅹ因子の活性化を抑制し，抗体価の高い患者血液から精製した抗リン脂質抗体がこの抑制を是正することを証明し，胎盤における血栓症によって死産を起こすと推定しました[22]．

　Rand らは，

1. 正常妊娠における絨毛組織は表面のホスファチジルセリンと結合している annexin A5 のシールドに覆われ，その凝固抑制能によって血栓が予防されている
2. 抗リン脂質抗体が絨毛膜表面のホスファチジルセリンに結合すると annexin A5 のシールドがはがれて，絨毛表面に血栓が起こり流産が起こる

と死産の機序を説明しました（図1-5）[23]．

　しかし，血栓症だけでは初期流産を繰り返す機序を説明できません．Quenby らは抗リン脂質抗体が脱落膜螺旋動脈内に侵入した絨毛外絨毛組織の分化を抑制することを証明しました[24]．

　Girardi らはマウスの実験によって，抗リン脂質抗体は補体 C3，C5 の過度な活性化によって流死産を引き起こし，未分画ヘパリンおよび低分子量ヘパリンはこれら補体の活性化を抑制することで流死産を予防することを証明しました[25]．フォンダナパリヌクスでは補体活性化の抑制効果はなく，流産予防効果はみられませんでした．補体活性化という血栓症以外の流死産の

図1-5 抗リン脂質抗体が初期流産や子宮内胎児死亡を起こす機序

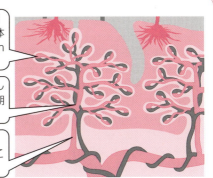

- 絨毛組織は凝固抑制蛋白であるannexin A5のシールドに覆われており、抗リン脂質抗体が絨毛膜表面のリン脂質に結合するとannexin A5のシールドがはがれて凝固亢進する[23]
- 抗リン脂質抗体は脱落膜螺旋動脈内に侵入した絨毛外絨毛組織の分化を抑制するため初期流産を起こす[24]
- C3, C5の活性化によって流産を引き起こし、ヘパリンはこれら補体の活性化を抑制することで流産を予防する[25]

機序が示されました．

また，最近では$\beta 2GPI$とHLA class II複合体がAPS患者に高頻度に認められ，リン脂質の関与なくこれらの複合体を認識すること，脱落膜の血管内皮細胞に複合体が認められること，複合体抗体が補体依存性細胞障害性に関与することが証明されました[26]．

臨床的には抗リン脂質抗体症候群においてC3，C4値が低下することはよく知られています[27]．抗リン脂質抗体は血栓だけでなく，炎症にも関与し，ヘパリンの抗炎症作用によって流死産を予防している可能性が推定されます．

5. 抗リン脂質抗体測定法：ループスアンチコアグラント

産科抗リン脂質抗体症候群（obstetric APS）は不育症の中で治療法が確立された唯一の原因であり，適切に測定することが極めて重要です．

凝固時間を延長させるLupus anticoagulant（LA）を調べる方法とELISA法を用いて特定の抗体を測定する2種類があります．国際血栓止血学会が推奨するLA検出法を表に示しました（表1-4）[20]．凝固時間に用いる試薬にはactivated partial thromboplastin time（APTT），prothrom-

表1-4 ループスアンチコアグラント測定の注意事項

血漿の採取
1. 非妊娠時、抗凝固薬を投与されていない状態でクエン酸入りシリンジを用いて採血する.
2. 流産後は妊娠の影響がなくなるまで時間を空ける.
3. 血小板を除去するために2回遠心分離する.
4. 保存する場合は速やかに-70℃で凍結し、37℃で5分間融解する.

試薬の種類
1. 1種類では検出できないため、2種類の試薬を用いる.
   dRVVTが第一選択
   高感度APTTが第2選択（リン脂質濃度が低くSilicaが含まれているもの）
2. 健常人の99パーセンタイルを基準としてそれより凝固時間が延長しているときscreening test陽性とする.

混合試験 mixing test
患者血漿とプールした正常血漿（凍結、標準血漿など）を1：1で混ぜ、凝固時間が健常人の99パーセンタイル以上延長しているとき陽性とする.

確認試験 Confirmatory test
スクリーニングより高濃度のリン脂質を用いて（screen-confirm）/screenX100を計算し、各施設で設定した基準値を超えたら陽性とする.

Pengo, et al. J Thromb Haemost 2009; 7(10): 1737-1740.

---

bin time（PT），kaolin clotting time（KCT），Russell's viper venom time（RVVT）などがあります．APS患者の中でプロトロンビン時間が延長する症例は稀です．またKCTを用いた場合は再現性に問題があります．希釈することで微量な抗リン脂質抗体を検出できるため，希釈したRVVTとAPTTを用いることが推奨されていますが，産科APSについてRVVTの方がAPTTより優れているという根拠はありません．

委託検査可能なLAは希釈ラッセル蛇毒法とリン脂質中和法がそれぞれ該当します（表1-5）．StaClot LA®では，希釈したAPTTによるスクリーニングテスト（PTT-LA®）が延長したら，混合試験かつ確認試験であるリン脂質中和法を行うように設計されていますが，PTT-LA®は保険適用されていないため，リン脂質中和法を最初から選択する方が現実的です．ただし，希釈ラッセル蛇毒法とリン脂質中和法のどちらか一方しか保険適用されてい

表1-5 委託検査可能な抗リン脂質抗体測定法と基準値

	抗リン脂質抗体測定法	商品名（会社）	SRL社	BML社	LSI社
ループスアンチコアグラント凝固時間を用いた測定法	LA-APTT リン脂質中和法	StaClot LA® (Roche)	-	基準値 8 M+4SD 99パーセンタイル 6.2, <u>4.5</u>	-
		Hemos×IL SCT (IL Japan)	基準値 1.16 90％CI 上限 99パーセンタイル <u>1.24</u>	-	基準値 1.16 90％CI 上限 99パーセンタイル 不明
	LA-RVVT 希釈ラッセル蛇毒法	LAテストグラディポア® (MBL)	基準値 1.3 99パーセンタイル	-	基準値 1.3 99パーセンタイル
		Hemos×IL dRVVT (IL Japan)		基準値 1.2 M+3SD 99パーセンタイル <u>1.25</u>	
ELISA法を用いた方法	β2GPI依存性抗カルジオリピン抗体	抗CL・β2GPI キット「ヤマサ」®*	基準値 3.5 M+6SD 99パーセンタイル <u>1.9</u>	基準値 3.5 M+6SD 99パーセンタイル 1.9	基準値 3.5 M+6SD 99パーセンタイル 1.6
	抗カルジオリピン抗体 IgG	MESACUP™ カルジオリピンテスト (MBL)	基準値 10 95パーセンタイル 99パーセンタイル 10.2	基準値 10 95パーセンタイル 99パーセンタイル 14	基準値 10 95パーセンタイル
	抗β2GPI抗体			国内の取り扱いはない	

基準値，設定根拠，99パーセンタイルを示した．名古屋市立大学との共同研究で調べた99パーセンタイルを下線で示した．
*抗カルジオリピン抗体に分類される．β2GPI非存在の測定系 6.3IU を超える場合は感染症タイプ，さらにβ2GPI存在＞β2GPI非存在の時に陽性と診断する．

ません．

　委託検査を用いる場合，表1-6の測定上の問題点があるため，基準値近くの低抗体価のLA検出が難しいという問題があります．

表1-6 委託検査による抗リン脂質抗体測定の問題点

1. 個々の検査の産科的有用性が証明されていない．
   産科的有用性：陽性の時に生児獲得率が低く，抗凝固療法によって改善される検査
2. 各検査の基準値は設定根拠が国際 APS 学会の推奨する健常人の 99 パーセンタイルではない．
3. 測定条件によって基準値が変動するため，国際 APS 学会は施設ごとに基準値を設定することを推奨している．
   ・採血後長時間が経過すると凝固因子の活性が低下
   ・血小板はリン脂質であり，血小板が混入すると少量の LA は中和されてしまう
   ・凝固試薬のロット番号によっても凝固時間が変動する

図1-6 抗CL/β2GPI 複合体抗体（β2GPI-aCL），ループスアンチコアグラント（LA-APTT），ループスアンチコアグラント（LA-RVVT）陽性患者の関係

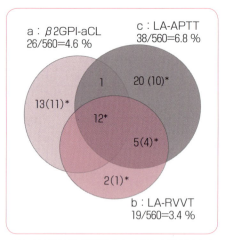

＊38人は持続性が確認され APS と診断された

　検査会社は主に膠原病内科が血栓症予防の観点からこれらの測定を受注しており，不育症患者の流死産予防を想定していません．産科施設で健常人を測定することはハードルが高いという意見を聞きますが，2000年以前には不育症は研究施設で診療されており，抗リン脂質抗体測定を自施設で行うことは当然でした．腹腔鏡手術の技術がなければ患者が死亡することはよく知

られており，わが国の若手医師は技術を磨く努力をしていますが，LA測定の努力はあまりされていません．

前述の全国調査では，LAの測定を希釈ラッセル蛇毒法とリン脂質中和法の両方を測定しているのは全国の9.4％の施設しかないこともわかりました（図1-2）[15]．さらに基準値を自施設で設定しているという回答はほとんどありませんでした．リン脂質中和法の実施率は特に低く，治療により出産可能な患者が見落とされていることが懸念されます．抗リン脂質抗体は多種類の抗体の集合体であり，APTTは内因系凝固時間，RVVTは共通系凝固時間を測定する試薬であり，検出する抗体が異なります（図1-3）．臨床的にもLA-APTTとLA-RVVTとでは検出する患者が異なります（図1-6）[17]．当院の560人の不育症患者の抗カルジオリピンβ2GPI複合体抗体（β2GPI-aCL），希釈ラッセル蛇毒法，LA-APTT（研究室）の分布を示しました．これらの分布に関する横断研究は1990年代から多数報告されており同様の結果が示されています．

6. ELISA法を用いた抗リン脂質抗体の測定法

1980年代の産科抗リン脂質抗体の研究では各種リン脂質に対するIgG，IgA，IgMの測定が行われました．抗リン脂質抗体（APL）を多種類測定すれば，不育症におけるその頻度はどんどん高くなります．症例対照研究において陽性率が有意に高いということは臨床的な意義が必ずしもあるわけではありません．自己抗体は妊娠をきっかけに産生される可能性が指摘されており，陽性率が高い＝次回の妊娠帰結が悪いことを意味しません．

全身性エリテマトーデスの診断基準である抗核抗体は80倍以上を陽性としたとき，2回連続する流産患者において陽性率は17.3％と，正常妊婦と比較して有意に高いことが判りました．しかし，3回目の流産率は抗核抗体陽性，陰性の間で差は認めませんでした（表1-7）[28]．不育症のパラメーターは前方視的比較試験によって生児獲得率に影響することが重要です．

表1-7 反復流産患者において抗核抗体陽性率は高いが，その後の流産の予知因子ではない

	抗核抗体陽性率	P値
正常妊婦（740）	4.5%	
反復流産患者（225）	17.3%	P＜0.0001

抗核抗体	3回目の妊娠における流産率
陽性	15.5%
陰性	23.1%

Ogasawara, et al. Lancet 1996; 347: 1183-1184.

表1-8 正常妊婦1,125人のβ2GPI依存性抗CL抗体の有無によるその後の妊娠帰結

	β2GPI依存性抗CL抗体	β2GPI非依存性抗CL抗体	陰性	Relative risk (95% CI)
子宮内胎児死亡	25.0%（2/8）	0%（0/17）	0.5%（5/1100）	52.4（12.7-216.3）
子宮内胎児発育遅延	37.5%（3/8）	0%（0/17）	2.9%（32/1100）	18.4（4.6-74.0）
Preeclampsia	50.0%（4/8）	0%（0/17）	4.0%（44/1100）	22.1（5.7-85.7）

Katano, et al. Hum Reprod 1996; 11(3): 509-512.

　Harrisらは健常妊婦1,449人に抗カルジオリピン（CL）抗体IgG, IgMを測定し，妊娠高血圧症候群，妊娠高血圧性腎症，子癇，子宮内胎児発育遅延，死産，胎盤早期剥離の危険因子ではないことを示しました[29]．

　私たちは1,125人の健常妊婦においてβ2GPI依存性抗カルジオリピン抗体（抗CLβ2GPI抗体）はその後の子宮内胎児死亡，子宮内胎児発育遅延，妊娠高血圧腎症の危険因子であり，β2GPI非依存性aCL抗体は危険因子ではないことを明らかにしました（表1-8）[30]．産科APSに対して妊娠初期から抗凝固療法を行うため，治療の影響を除外して抗リン脂質抗体測定の有用性を調べるのには健常妊婦を対象とすることが適しています．しかし，これらの手法では不育症において95%を占める初期流産の原因を明らかに

することはできません.

7. 産科的に有用な抗リン脂質抗体測定法の検証

　産科的に有用な検査とは，陽性の時に生児獲得率が低く，抗凝固療法によって改善される検査です．私たちは1993年から，APTT試薬を5倍に希釈することで検出感度を高め，標準血漿と1：1の混合試験を行っており（LA-APTT研究室），無治療では53.8％の次回流産率が抗凝固療法によって19.6％に改善できることを確認してから臨床的に用いることにしました（図1-7）[31]．

　不育症患者560人を対象として，11種類の委託検査の産科的有用性を調べました[17]．リン脂質中和法（StaClot LA®）の検査会社基準値（6.3秒，2016年4月までSRL社が測定），健常人99パーセンタイル（1.59秒），98パーセンタイル（1.0秒）を用いた時の陽性患者の分布を図1-8に示しました．基準値が低くなれば陽性率は増加します．LA-APTT研究室はリン脂

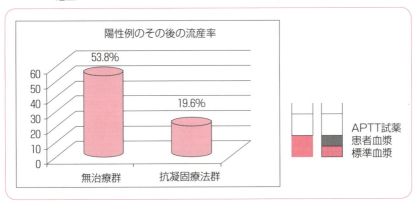

図1-7　5倍希釈したAPTT試薬を用いたループスアンチコアグラント測定法の確立

Sugiura-Ogasawara, et al. Fertil Steril 2001; 75(5): 916-919.

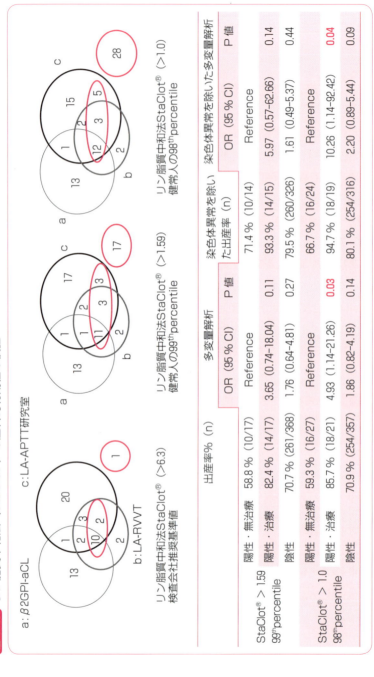

図1-8 リン脂質中和法（StaClot®）の産科的有用性の検証

30　I部　不育症の主要な原因と診療

図1－9 ホスファチジルセリン依存性抗プロトロンビン抗体　IgG，IgM の産科的有用性の検証

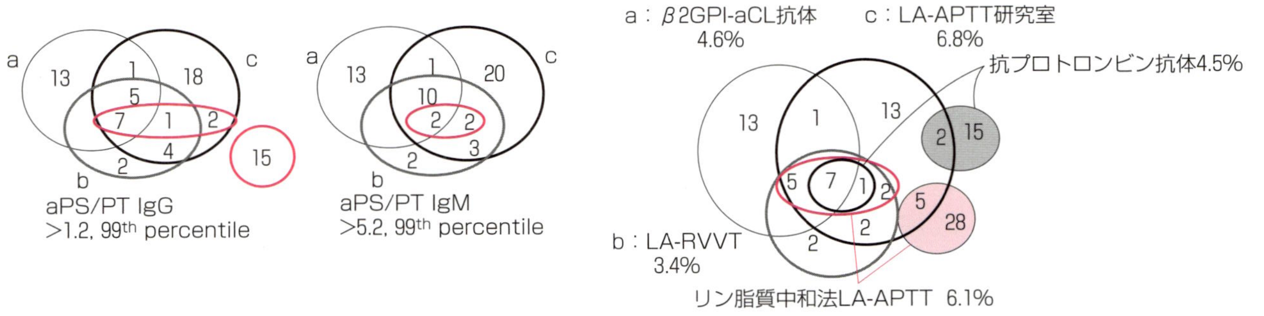
a
13
1
18
c
5
7
1
2
4
2
15
b
aPS/PT IgG
>1.2, 99th percentile
a
13
1
20
c
10
2
2
3
2
b
aPS/PT IgM
>5.2, 99th percentile
a：β2GPI-aCL抗体
4.6%
c：LA-APTT研究室
6.8%
抗プロトロンビン抗体4.5%
13
1
13
2
15
5
7
1
2
5
28
2
2
b：LA-RVVT
3.4%
リン脂質中和法LA-APTT 6.1%

		出産率%（n）	多変量解析		染色体異常を除いた出産率（n）	染色体異常を除いた多変量解析	
			OR（95 % CI）	P 値		OR（95 % CI）	P 値
aPS/PTIgG ＞1.2	陽性・無治療	50 %（5/10）	Reference		50.0 %（5/10）	Reference	
	陽性・治療	73.3 %（11/15）	3.20（0.56-18.31）	0.19	84.6 %（11/13）	5.65（0.76-41.79）	0.09
	陰性	71.2 %（264/371）	2.8（0.76-10.29）	0.12	80.7 %（264/327）	4.74（1.28-17.52）	0.02
aPS/PTIgG ＞1.0	陽性・無治療	54.5 %（6/11）	Reference		54.5 %（6/11）	Reference	
	陽性・治療	72.2 %（13/18）	2.41（0.48-12.13）	0.29	81.3 %（13/16）	3.67（0.63-21.39）	0.15
	陰性	71.1 %（263/370）	2.25（0.65-7.75）	0.20	80.7 %（263/326）	3.77（1.09-13.09）	0.04

図1-10 Harrisの古典的抗カルジオリピン抗体とPhadia社による抗カルジオリピン抗体との関係

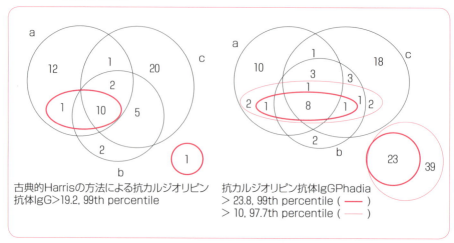

古典的Harrisの方法による抗カルジオリピン抗体IgG>19.2, 99th percentile

抗カルジオリピン抗体IgG Phadia
> 23.8, 99th percentile (━━)
> 10, 97.7th percentile (──)

質中和法（StaClot LA®）と類似したAPTT試薬を用いており，陽性率は6.1％とほぼ同じですが，陽性患者の分布は異なりました．胎児染色体異常流産例を除外して，年齢，既往流産回数を交絡因子として多変量解析を行った結果，基準値が98パーセンタイルでも，陽性患者に対して抗凝固療法を行った場合に，無治療と比較して有意に出産率が改善されました．リン脂質中和法は従来法で検出されない単独例を多く検出する点で（図1-9），産科的に有用な検査であることがわかりました．ただし検査会社の基準値ではなく，健常人の99パーセンタイルを用いる必要があります．

一方，ホスファチジルセリン依存性抗プロトロンビン抗体（aPS/PT）IgGの陽性率は4.5％であり，陽性無治療の生産率は低く，産科的に有用でした（図1-9）．また，aPS/PT IgMは陽性率が低く，LA-APTTもしくはLA-RVVT（a, b, c）に含まれたため，新たに追加する必要はありませんでした．この研究では北海道大学が開発したaPS/PTを用いましたが，委託検査によって同じ結果が得られるかどうかを検証しているところです．

抗カルジオリピン抗体IgGはHarrisらの古典的測定法を用いると陽性率

は低く，陽性例はほぼ従来法に含まれました（図1-10）．一方，抗カルジオリピン抗体 IgG（Phadia 社）の単独陽性例は多数存在しましたが，治療・無治療の生産率の差はなく，産科的有用性はありませんでした．同じ"抗カルジオリピン抗体"でも測定法の違いによって有用性の有無は異なります．抗β2GPI カルジオリピン抗体は当院において臨床に用いられており本研究では検証しておりませんが，健常妊婦の研究からは抗カルジオリピン抗体よりも有用と考えられます[29),30)]．

　抗カルジオリピン抗体 IgM，IgA，抗β2GPI 抗体 IgG，IgM，IgA についても産科的有用性はありませんでした．99パーセンタイル基準値を用いると単独陽性例は 560人中 3-8例と少ないために有用性の証明は難しいですが，追加測定の必要性は乏しいと思われます．

8. 診断基準にない測定方法

　APS が疑われるけれど国際 APS 学会の診断基準では陰性である場合を seronegative APS といいます．aPS/PT IgG，IgM，抗カルジオリピン抗体 IgA，抗β2GPI 抗体 IgA，抗 phospatidylethanolamine（PE）抗体 IgG，IgM などが該当します．

　日本で委託検査されている抗 PE 抗体 IgG，IgM の陽性率はそれぞれ約10%であり，頻度が高いためにわが国では頻用されています[32)]．私たちが行った不育症 367人を対象とした研究では，臨床的には LA-APTT との関係が強いことが判りました（図1-11）[33)]．従来法で triple positive の 3例のうち 1例は抗 PE 抗体 IgG 陽性であり，LA-APTT 共陽性が 8例でした．抗 PE 抗体 IgG は従来法である抗 CLβ2GPI 抗体，LA-RVVT と関係しませんでした．

　抗 PE 抗体の真の対応抗原は高分子キニノゲン（KN）であり，内因系凝固カスケードの第 XII 因子活性化に関与するため APTT を延長させると考えられます（図1-3）．LA 活性のない抗 PE 抗体 IgG 単独陽性例は無治療

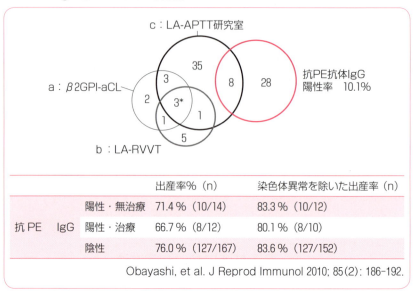

図1-11 不育症367人を対象とした抗ホスファチジルエタノールアミン抗体IgGとLA-APTTの関係

		出産率%（n）	染色体異常を除いた出産率（n）
抗PE IgG	陽性・無治療	71.4%（10/14）	83.3%（10/12）
	陽性・治療	66.7%（8/12）	80.1%（8/10）
	陰性	76.0%（127/167）	83.6%（127/152）

Obayashi, et al. J Reprod Immunol 2010; 85(2): 186-192.

でも71.4%が出産しており，LA-APTTを測定すれば抗PE抗体IgGは必要ありません．ただし，ここで述べた抗PE抗体は国内で委託検査されている測定系のことであり，欧米の抗PE抗体とは測定法が異なります．

新たな対応抗原として血管内皮細胞表面蛋白であるvimentinとカルジオリピンに対する抗体の陽性率がAPSおよびseronegative APSで高いと報告されています[34]．

9．抗リン脂質抗体症候群の治療

現時点では低用量アスピリンと未分画ヘパリン併用療法が標準的治療であり，生児獲得率は70～80%です．

産科APSに対する最初の流死産予防は1983年に報告されたプレドニゾ

表1-9 抗リン脂質抗体陽性患者に対する臨床試験

	Anticardiolipin antibody	Lupus anticoagulant	治療群 (n)	対照 (n)	生産率% 治療群	対照
Cowchock et al. 1992[37]	IgG > 30 IgM > 11	dRVVT or APTT	A+scUFH (26)	A+PSL (19)	73.1	68.4
Silver et al. 1993[38]	IgG > 8 IgM > 5	dRVVT	A+PSL (12)	A (22)	100	100
Kutteh et al. 1996[39]	IgG >= 27 IgM >= 27	No	A+scUFH (25)	A (25)	80.0*	44.0
Rai et al. 1997[40]	IgG > 5 IgM > 3	RVVT APTT (exclude SLE)	A+scUFH (45)	A (45)	71.1*	42.2
Pattison et al. 2000[41]	IgG >= 5 IgM >= 5	APTT, dRVVT, KCT	A (20)		80	
Farquharson et al. 2002[42]	IgG > 9 IgM > 5	dRVVT	A+scLMWH (51)	A (47)	78.4	72.3
Franklin and Kutteh 2002[43]	IgM > 20 IgG > 20	dRVVT	A+LMWH (25)		76.0	
Noble et al. 2005[44]	IgG > 20 IgM > 20	dRVVT, APTT	A+scLMWH (25)	A+scUFH (25)	84	80
Laskin et al. 2009[45]	IgG > 15 IgM > 25	dRVVT, APTT, KCT, dPT (include ANA, thrombophilia)	A+scLMWH (45)	A (43)	77.8	79.1

A: Low dose aspirin, scUFH: subcutaneous unfructonate heparin, PSL: prednisolone, LMWH: low molecular weight heparin *: significant difference.

ロン80mg/低用量アスピリン併用療法でした[35]．1985年にはLA強陽性例に対するプレドニゾロン40〜50mg/低用量アスピリン療法の62.5％(5/8)の生児獲得率が示され，すべて妊娠高血圧腎症を合併していました[36]．

　未分画ヘパリン/低用量アスピリン療法は1992年に初めて報告されました（表1-9）[37]．生児獲得率はプレドニゾロンと同等に得られ，プレドニゾロン群では感染に起因する早産の頻度が高く，未分画ヘパリン/低用量アスピリン療法の方が副作用が少ない点で優れているという結論でした．一方，

1993年にはアスピリン単独療法でもプレドニゾロン併用療法と同等であり，副作用の点でアスピリン単独療法の方が優れていると報告されました[38]。

KuttehおよびRaiらの二つのグループがヘパリン併用療法とアスピリン単独の無作為割り付け試験を行い，ヘパリン併用療法の生児獲得率が高いことを示しました[39,40]。その後，低分子量ヘパリンとアスピリン併用療法の有用性を調べる比較試験が実施されました（表1-9）[42-45]。

Ziakasらは抗リン脂質抗体陽性で2回以上の流産患者398人をメタ解析し，未分画ヘパリンとアスピリン併用療法はアスピリン単独よりも first trimester 流産予防効果が認められましたが（OR 0.26, 95％ CI 0.14－0.48），second, third trimester loss には効果がなく（OR 0.70, 95％ CI 0.34－1.45），低分子量ヘパリンとアスピリン併用療法はどちらも効果を認めませんでした[46]。いくつかのメタ解析が行われましたが，これらの臨床研究には下記の問題点があります（表1-9）。

1. 無作為割り付け試験は少なく，症例数も限られる
2. 初期流産，子宮内胎児死亡，妊娠高血圧腎症，胎盤機能不全の定義も個々の研究で異なる
3. 用いられた測定法，基準値が異なっているため，各臨床試験の抗リン脂質抗体の程度が異なる

アスピリン単独で72.3－100％が出産できる集団と42.2％，44.0％しか出産できない集団では抗リン脂質抗体の強度が違いすぎます。Laskinらの研究では抗核抗体や血栓性素因まで対象に含まれており，臨床研究の質的な問題があります。KuttehおよびRaiらの研究ではアスピリン単独での生産率が低く，抗体価の高いもしくは複数陽性の患者を対象とした質の高い研究と思われます。これらをメタ解析する意義はありません。

抗リン脂質抗体測定法の標準化が重要な課題です。

10. 抗リン脂質抗体症候群の治療の実際

　APS の診断基準を満たす場合，Kutteh および Rai らの研究で示された未分画ヘパリンとアスピリン併用療法が標準的治療と考えられます．日本ではこの治療は保険適用されています．低分子量ヘパリンは妊娠中禁忌とされているものがあります．

　基礎体温を記録し，妊娠 4 週から低用量アスピリン内服（81mg もしくは 100mg/ 日）と未分画ヘパリン（5,000iu 2 回 / 日皮下注射）を自己注射します．SLE を合併した続発性 APS 症例では，通常妊娠前からアスピリンを内服しています．血栓症の既往があればワーファリンが使用されており，胎児への影響を考慮して妊娠初期に切り替えます．

　分娩時の出血に配慮して，妊娠 36 週 0 日でアスピリンを中止，ヘパリンは分娩前日まで持続します．未分画ヘパリンの半減期は数時間であり，前日

表 1-10　抗リン脂質抗体症候群合併妊娠の管理の注意点

注意事項	
胎児 well-being	超音波ドップラー検査を併用した胎児胎盤機能の評価（胎児発育，臍帯血流，羊水量）と NST による慎重な胎児 well-being の評価を行う． 状況により管理入院も考慮する．
妊娠高血圧症候群	妊娠 17 週頃から早発型 PIH が発症するため，血圧，尿蛋白に注意する．
血小板減少症	稀にヘパリン惹起性血小板減少症，40-50％の頻度で血小板減少症が起こる．
副作用	出血傾向，血小板減少症，骨粗しょう症，肝障害
SLE 増悪	腎機能，血小板，補体 C3，C4，dsDNA 抗体による評価を内科医とともに行う． 抗 Ro/SSA 抗体，抗 La/SSB 抗体陽性例では妊娠 18 週頃から超音波検査により胎児不整脈の管理を行い，新生児ループスの発症にも留意する．

に中止すれば十分です．

治療の開始時期についてのエビデンスはありません．異所性妊娠を考慮して胎囊を確認してから開始するという意見がありますが，抗リン脂質抗体が絨毛の発育を阻害するという機序を考慮するとより早期の治療開始が有効と推測されます[24]．また，これは予防であって，早発型妊娠高血圧症候群，胎児機能不全を発症してから投与しても児の救命はできません．

ハイリスク妊娠であることを産科医，内科医，患者自身が十分認識したうえで慎重な周産期管理が必要であり，新生児集中治療室を備えた施設での総合的な管理が必要です（表 1-10）．

11. 難治性抗リン脂質抗体症候群

標準的治療であるヘパリン／アスピリン療法の生児獲得率は 70-80 ％です[39,40]．標準的治療を行っても生児獲得できない症例が 20-30 ％存在します．さらに妊娠高血圧症候群，胎児機能不全，血小板減少のため帝王切開によって早産となった児の後遺症を考えると生児獲得率＝成功とは言えないでしょう．

産科 APS の中の予後不良因子は，血栓症既往，LA，SLE，triple positive です[47,48]．特に LA は抗カルジオリピン抗体よりも予後が悪いというコホート報告が増加しています[17,49,50]．

最近の Nature Review では血栓症既往のある産科 APS では，血栓予防の観点から，妊娠前の経口抗凝固薬を妊娠初期に"治療量"の低分子量ヘパリンとアスピリン併用療法に切り替え，分娩後にも 6 週間以上の予防量の低分子量ヘパリンを投与することを推奨しています[51]．これは血栓予防の観点からであり，治療量のヘパリンが生児獲得に有効という意味ではありません．

1988 年に当時の標準的治療であるプレドニゾロン／アスピリン療法で失敗した症例に免疫グロブリンを追加して生児獲得した症例が報告されました[52]．別の報告では triple positive 症例に対し免疫グロブリン（immunoglobulin)（400mg/Kg/日×5日間×毎月）もしくはプレドニゾロン（PSL）（10mg/日）の追加によって生児獲得率が改善しました[53]．プレドニゾロン追加によって出産率は61％でしたが，副作用として早産，糖尿病，肥満が増加しました．

このような研究を受け厚生労働省村島温子研究班（平成25-27年度）では標準的治療によって生児獲得できなかった症例を対象として免疫グロブリン大量療法（100g/日×5日間）の有効性を調べる無作為割り付け試験を実施しています．村島研究班ではデルファイ法※を用いて抗リン脂質抗体症候群合併妊娠の診療ガイドラインを策定しました[5]．「ハイリスクと判断される例や標準的治療を行っても生児が得られなかった例では標準的治療に加えて免疫グロブリンやプレドニゾロンの追加を臨床研究として行うことを考慮する」としました．

新たな治療戦略としてスタチン（statins），ヒドロキシクロロキン（hydroxychloroquine: HCQ）の可能性が基礎研究とマウスの実験によって示されました（**表1-3**）[54,55]．劇症型抗リン脂質抗体症候群に対するC5阻害剤であるエクリズマブ（eculizumab）による新たな治療によって救命できた症例が報告されました[56]．

産科APSに対する薬剤は予防であり，治療ではありませんが，発症してからの薬剤投与の有効性が初めて示されました．標準的治療中に妊娠高血圧性腎症もしくは子宮内胎児発育遅延の発症した21人の妊婦にプラバスタチン（pravastatin）を投与したところ改善がみられ，標準的治療のみと比較して生児獲得率も改善しました（100％ vs 50％）[57]．11人のプラバスタチン群ではすべて34週まで妊娠継続し，12人の児は後遺症を認めなかったの

※デルファイ法とはクリニカルクエスチョン（CQ）に対して作成された推奨文を医師，助産師，患者，社会医学者などのパネリストが独立して投票し，意見がまとまるまでその結果を公表しながら繰り返し行うことで直観的意見や経験的判断を，集約・洗練して総意形成を図る技法です．

に対し，標準的治療群では10人中5人が生児獲得しましたが，3人に神経学的後遺症を残しました．

　HCQに関しては31人（51妊娠）のAPS患者に妊娠前からHCQを投与した群では標準的治療のみの65人（119妊娠）と比較して生児獲得率は高く（67％ vs 57％），早産，妊娠高血圧腎症，子宮内胎児発育遅延などの合併症は低下しました（47％ vs 63％）[58]．いずれも無作為割り付け試験ではないために，バイアスはあるかもしれませんが，HCQは欧米ではSLE合併妊娠に使用することが推奨されており，日本でも保険適用されています．HCQの妊娠中の使用によって催奇形性や児の網膜異常がないことも判っています．難治性産科APSに対する臨床試験によってHCQの有効性をしっかり示すことによって，今後，日本でも保険適用される可能性があります．

　しかし，APSに対するHCQやstatinsの投与はあくまで臨床研究なので「人を対象とした医学系研究に関する倫理指針」を遵守して，適応外使用臨床研究として倫理審査を行い，同意書を取得して実施する必要があります．

　私たちは難治性産科APSに対するゲノムワイド関連解析を行い9つの候補遺伝子を特定しました[59]．国際共同研究によってこれらを確認することで将来的に分子標的薬の開発が期待できるかもしれません．

12. 国際抗リン脂質抗体学会の診断基準に当てはまらない症例に対する治療

　APSに対する臨床研究が限られていることに加えて，国際抗リン脂質抗体学会の診断基準に当てはまらない場合にどうすべきかに答える研究はさらに限られています．

1. 初期2回流産
2. 抗リン脂質抗体が12週間後に陰性となる偶発例
3. 低いレベルの抗カルジオリピン抗体
4. 妊娠合併症の既往のない抗リン脂質抗体陽性例

表1-11 国際APS学会診断基準によって診断されない，エビデンスのない領域

	Espinosa らの Nature Review[51]	抗リン脂質抗体症候群合併妊娠の診療ガイドライン[5]	推奨レベル
国際学会診断基準による産科抗リン脂質抗体症候群	予防量の低分子量ヘパリンとアスピリン併用療法（血栓症の既往があれば治療量の低分子量ヘパリン）分娩後6週間の予防量の低分子量ヘパリン（血栓症のリスクが低ければ7日間，リスクが付加されれば6週間以上を考慮）	予防量の未分画ヘパリンとアスピリン併用療法	症例数など問題はあるがRCTおよびメタ解析
2回の初期流産があり検査基準を満たす	患者さんとの話し合いによる	予防量の未分画ヘパリンとアスピリン併用療法	研究はないため臨床的判断による
1回だけ陽性の単独偶発例		-	
低いレベルの抗カルジオリピン抗体		-	
国際学会の臨床症状がない抗リン脂質抗体陽性患者（SLEがない）	注意深い観察もしくはアスピリン単独	薬剤投与を推奨しない	
国際学会の臨床症状がない抗リン脂質抗体陽性患者（SLEがある）		予防量の未分画ヘパリンとアスピリン併用療法を容認する	

これらに着目した研究はほとんどありません．エビデンスがなくても臨床現場ではこのような患者に対応する必要があり，個別な患者との話し合いで決めるのが基本です[51]．Nature review 誌と村島班の推奨について表にまとめました（表1-11）．

初期習慣流産は抗リン脂質抗体と関係しないという報告がある一方，不育症において2回と3回以上を区別する根拠が乏しいとする報告もあります[60]．村島班では後者の考えから，「2回初期流産を産科抗リン脂質抗体症候群に含める」結論になりました．

13. 偶発抗リン脂質抗体の治療

私たちは偶発例をどうすべきかに着目し，世界で初めてコホート研究を行いました[61]．研究室LA-APTT陽性例について検討し，アスピリン単独投与群84.6％（44/52）では無治療50.0％（8/16）と比較して生児獲得率が高いことを示しました．リン脂質中和法（StaClot®）とaPS/PT IgGも偶発例に対するヘパリン/アスピリン併用もしくはアスピリン単独療法が有用でした[17]．一方，抗カルジオリピン抗体IgG，IgM単独偶発例に対する治療の必要性はないことがわかりました．

14. 抗凝固療法の副作用

未分画ヘパリンも低分子量ヘパリンも胎盤通過性がないため児の出血は問題ありませんが，アスピリンは胎盤を通過し，その血小板凝集能抑制は不可逆的であり，休薬後もその効果は1-2週間持続するため妊娠36週0日に中止するようにしていますが，実際には深刻な問題は経験していません．アス

ピリンの添付文書には，動脈管早期閉鎖，子宮収縮抑制のリスクのため妊娠28週以降の使用は禁忌とされています．海外の大規模研究では，胎児や新生児の死亡，子宮内胎児発育遅延，母体と新生児の出血のリスクはみられませんでした[62]．

先天異常に関して，妊娠初期のアスピリン使用により神経管開存，腹壁破裂，口唇口蓋裂が増加したとする報告はありますが，規模の大きな研究では影響がありませんでした[63]．

未分画ヘパリンの副作用としては出血傾向，血小板減少，骨粗鬆症，肝機能障害，腎機能障害が重要です．低分子量ヘパリン（エノキサパリン＝クレキサン®，妊娠中有益性投与，ダルテパリンアトリウム＝フラグミン®，妊娠中禁忌），ダナパロイドナトリウム（オルガラン®，妊娠中禁忌）は凝固第Xa因子のみに作用して凝固抑制するため比較的出血が少ないとされています．オルガランは妊娠中投与可能ですが，添付文書上は禁忌となっており，不育症での有効性は報告が限られていることから，臨床研究の段階と考えます．

ヘパリン惹起性血小板減少症（heparin induced thrombocytopenia: HIT）の頻度は2.7％と報告されています[64]．私たちはHITを経験しており，救命はできましたが重篤な合併症に苦慮しました．国際抗リン脂質抗体学会の診断基準にない抗体，LAのサロゲートマーカーである凝固第XII因子活性低下やProtein S活性低下を根拠とした抗凝固療法は推奨されません．

やむを得ず実施する場合は適応外使用であるため，倫理委員会の承認後，患者の同意書の取得をして臨床研究として実施します．

15. おわりに

抗リン脂質抗体の現時点の問題をまとめると，

1. 抗リン脂質抗体症候群の20-30％は難治性であり，確立された治療

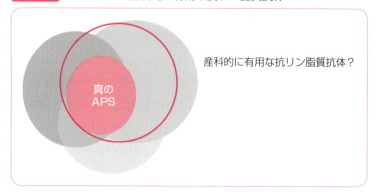

図1-12 真のAPSと産科的に有用な抗リン脂質抗体

法がない．
2. LA測定法が産婦人科医師に理解されていない．
3. LA測定が煩雑であるため，基準値近くの低抗体価の症例が診断されないまま「原因不明」として放置される．

　膠原病内科は，複数抗体陽性の「真の抗リン脂質抗体症候群」に対して特異度が高い新たな測定法を有用な検査と認定します（図1-12）．Triple positive, やscore化などの試みも見られます．それがLA-RVVTとLA-APTTのどちらか一方が保険適用である理由でしょう．

　不育症患者にとっては生産率が改善できるマーカーとしての抗リン脂質抗体に価値を感じるでしょう．真のAPSの診断には国際APS学会が推奨する検査をすれば診断は容易にできます．単独陽性の症例に対して生産率が改善できる検査を確認することが今の抗リン脂質抗体の課題です．

文献

1) Miyakis S, Lockshin MD, Atsumi T, et al. International consensus statement of an update of the classification criteria for definite anti-phospholipid syndrome (APS). J Thromb Haemost 2006; 4(2): 295-306.
2) Ruiz-Irastorza G, Crowther M, Branch W, et al. Antiphospholipid

syndrome. Lancet 2010; 376: 1498-1509.
3) Stirrat GM. Recurrent miscarriage. Lancet 1990; 336(9751): 673-675.
4) Ogasawara M, Aoki K, Okada S, et al. Embryonic karyotype of abortuses in relation to the number of previous miscarriages. Fertil Steril 2000; 73(2): 300-304.
5) 平成27年度日本医療研究開発機構成育疾患克服等総合研究事業「抗リン脂質抗体症候群合併妊娠の治療及び予後に関する研究」研究班「抗リン脂質抗体症候群合併妊娠の診療ガイドライン」南山堂　2016.
6) Conley CL, Hartmann RC. A Haemorrhagic disorder caused by circulating anticoagulant in patients with disseminated lupus erythematosus. J Clin Invest 1952; 31(6): 621-622.
7) Nilsson IM, Astedt B, Hedner U, et al. Intra-uterine death and circulating anticoagulant. Acta Med Scand 1975; 197(3): 153-159.
8) Carreras LO, Defreyn G, Machin SJ, et al. Arterial thrombosis, intra-uterine death and lupus anticoagulant: detection of immunoglobulin interfering with prostacyclin formation. Lancet 1981; 317(8214): 244-246.
9) Harris EN, Gharavi AE, Boey ML, et al. Anticardiolipin antibodies: detection by radioimmunoassay and association with thrombosis in systemic lupus erythematosus. Lancet 1983; 2(8361): 1211-1214.
10) Wassermann A, Neisser A, Bruck C. Eine serodiagnostiche Reaktion bei syphilis. Dtsch Med Wochenschr 1906; 32(19): 745-746.
11) Hughes GRV, Harris EN, Gharavi AE. The anticardiolipin syndrome. J Rheumatol 1986; 13: 486-489.
12) Matsuura E, Igarashi Y, Fujimoto M, et al. Anticardiolipin cofactor(s) and differential diagnosis of autoimmune disease. Lancet 1990; 336 (8708): 177-178.
13) Galli M, Comfurius P, Maassen C, et al. Anticardiolipin antibodies (ACA) directed not to cardiolipin but to a plasma protein cofactor. Lancet 1990; 335(8705): 1544-1547.
14) McNeil HP, Simpson RJ, Chesterman CN, et al. Anti-phospholipid antibodies are directed against a complex antigen that induces a lipid-binding inhibitor of coagulation: $\beta 2$-glycoprotein I (apolipiprotein

H). Proc Natl Acad Sci USA 1990; 87: 4120-4124.
15) Matsuura E, Igarashi Y, Yasuda T, et al. Anticardiolipin antibodies recognize β2-glycoprotein I structure altered by interacting with an oxygen-introduced solid phase surface. J Exp Med 1994; 179(2): 457-462.
16) Sugiura-Ogasawara M, Atsumi T, Yamada H, et al. Real-world practice of obstetricians in respect of assays for antiphospholipid antibodies. Mod Rheumatol 2015; 25(6): 883-887.
17) Kitaori T, Sugiura-Ogasawara M, Oku K, et al. Determination of clinically significant tests for antiphospholipid antibodies and cutoff levels for obstetric antiphospholipid syndrome. Lupus 2015; 24(14): 1505-1519.
18) Bever EM, Galli M, Barbui T, et al. Lupus anticoagulant IgGs (LA) are not directed to phospholipids only, but to a complex of lipid-bound human prothrombin. Thromb Haemost 1991; 66(6): 629-632.
19) Roubey RAS. Autoantibodies to phospholipid-binding plasma proteins: a new view of lupus anticoagulants and other "antiphospholipid" autoantibodies. Blood 1994; 84(9): 2854-2867.
20) Pengo V, Tripod A, Reber G, et al. Update of the guidelines for lupus anticoagulant detection. J Thromb Haemost 2009; 7(10): 1737-1740.
21) Giannakopoulos B, Krilis SA. The pathogenesis of the antiphospholipid syndrome. N Engl J Med 2013; 368(11): 1033-1044.
22) Ogasawara M, Aoki K, Matsuura E, et al. Anticardiolipin antibodies in patients with pregnancy loss induce factor Xa production in the presence of β2-glycoprotein I. Am J Reprod Immunol 1995; 34(5): 269-273.
23) Rand JH, Wu X, Anderee HAM, et al. Pregnancy loss in the antiphospholipid antibody syndrome -a possible thrombogenic mechanism. N Engl J Med 1997; 337(3): 154-160.
24) Quenby S, Mountfield S, Chamley L, et al. Antiphospholipid antibodies prevent extravillous trophoblast differentiation. Fertil Steril 2005; 83(3): 691-698.
25) Girardi G, Redecha P, Salmon JE. Heparin prevents antiphospholipid antibody-induced fetal loss by inhibiting complement activation. Nat

Med 2004; 10(11): 1222-1226.
26) Tanimura K, Jin H, Suenaga T,et al. β2-Glycoprotein I/HLA class II complexes are novel autoantigens in antiphospholipid syndrome. Blood 2015; 125(18): 2835-2844.
27) Sugiura-Ogasawara M, Nozawa K, Nakanishi T, et al. Complement as apredictor of further miscarriage in couples with recurrent miscarriages. Hum Reprod 2006; 21(10): 2711-2714.
28) Ogasawara M, Aoki K, Kajiura S, et al. Are antinuclear antibodies predictive of recurrent miscarriages? Lancet 1996; 347(9009): 1183-1184.
29) Harris EN, Spinnato JA. Should anticardiolipin tests be performed in otherwise healthy pregnant women? Am J Obstet Gynecol 1991; 165 (5pt1): 1272-1277.
30) Katano K, Aoki A, Sasa H, et al. beta 2-Glycoprotein I-dependent anticardiolipin antibodies as a predictor of adverse pregnancy outcomes in healthy pregnant women. Hum Reprod 1996; 11(3): 509-512.
31) Ogasawara MS, Aoki K, Katano K, et al. Factor XII but not protein C, protein S, antithrombin III or factor XIII as a predictor of recurrent miscarriage. Fertil Steril 2001; 75(5): 916-919.
32) Sugi T, Matsubayashi H, Inomo A, et al. Antiphosphatidylethanolamine antibodies in recurrent early pregnancy loss and mid-to late pregnancy loss. J Obstet Gynecol Res 2004; 30(4): 326-332.
33) Obayashi S, Ozaki Y, Sugi T, et al. Antiphosphatidylethanolamine antibodies might not be independent risk factors for further miscarriage in patients suffering recurrent pregnancy loss. J Reprod Immunol 2010; 85(2): 186-192.
34) Ortona E, Capozzi A, Colasanti T, et al. Vimentin/cardiolipin complex as a new antigenic target of the antiphospholipid syndrome. Blood 2010; 116(16): 2960-2967.
35) Lubbe WF, Butler WS, Palmer SJ, et al. Lupus-anticoagulant in pregnancy. Lancet 1983; 1(8338): 1361-1366.
36) Branch DW, Scott JR, Kochenour NK, et al. Obstetric complication associated with the lupus anticoagulant. N Engl J Med 1985; 313(21): 1322-1326.

37) Cowchock FS, Reece EA, Balaban D, et al. Repeated fetal losses associated with antiphospholipid antibodies: a collaborative randomized trial comparing prednisone with low-dose heparin treatment. Am J Obstet Gynecol 1992; 166(5): 1318-1323.
38) Silver RK, MacGregor SN, Sholl JS, et al. Comparative trial of prednisone plus aspirin versus aspirin alone in the treatment of anticardiolipin antibody-positive obstetric patients. Am J Obstet Gynecol 1993; 169(6): 1411-1417.
39) Kutteh WH. Antiphospholipid antibodies-associated recurrent pregnancy loss: treatment with heparin and low-dose aspirin is superior to low-dose aspirin alone. Am J Obstet Gynecol 1996; 174(5): 1584-1589.
40) Rai R, Cohen H, Dave M, et al. Randomised controlled trial of aspirin and aspirin plus heparin in pregnant women with recurrent miscarriage associated with phopholipid antibodies (or antiphospholipid antibodies). BMJ 1997; 314(7076): 253-257.
41) Pattison NS, Chamley LW, Birdsall M, et al. Does aspirin have a role in improving pregnancy outcome for women with the antiphospholipid syndrome? A randomized controlled trial. Am J Obstet Gynecol 2000; 183(4): 1008-1012.
42) Farquharson RG, Quenby S, Greaves M. Antiphospholipid syndrome in pregnancy: a randomized, controlled trial of treatment. Obstet Gynecol 2002; 100(3): 408-413.
43) Franklin RD, Kutteh WH. Antiphospholipid antibodies (APA) and recurrent pregnancy loss: treating a unique APA positive population. Hum Reprod 2002; 17(11): 2981-2985.
44) Noble LS, Kutteh WH, Lashey N, et al. Antiphospholipid antibodies associated with recurrent pregnancy loss: prospective, multicenter, controlled pilot study comparing treatment with low-molecular-weight heparin versus unfractionated heparin. Fertil Steril 2005; 83(3): 684-690.
45) Laskin CA, Spitzer KA, Clark CA, et al. Low molecular weight heparin and aspirin for recurrent pregnancy loss: results from the randomized, controlled HepASA Trial. J Rheumatol 2009; 36(2): 279-287.

46) Ziakas PD, Pavlou M, Voulgarelis M. Heparin treatment in antiphospholipid syndrome with recurrent pregnancy loss: a systematic review and meta-analysis. Obstet Gynecol 2010; 115(6): 1256-1262.
47) Ruffatti A, Salvan E, Del Ross T, et al. Treatment strategies and pregnancy outcomes in antiphospholipid syndrome patients with thrombosis and triple antiphospholipid positivity. A European multicentre retrospective study. Thromb Haemost 2014; 112(4); 727-735.
48) Bramham K, Hunt BJ, Germain S, et al. Pregnancy outcome in different clinical phenotypes of antiphospholipid syndrome. Lupus 2010; 19(1): 58-64.
49) Lockshin MD, Kim M, Laskin CA, et al. Prediction of adverse pregnancy outcome by the presence of lupus anticoagulant, but not anticardiolipin antibody, in patients with antiphospholipid antibodies. Arthritis Rheum 2012; 64(7): 2311-2318.
50) Clark CA, Davidovits J, Spitzer KA, et al. The lupus anticoagulant: results from 2257 patients attending a high-risk pregnancy clinic. Blood 2013; 122(3): 341-347.
51) Espinosa G, Cervera R. Current treatment of antiphospholipid syndrome: lights and shadows. Nat Rev Rheumatol 2015; 11(10): 586-596.
52) Carreras LD, Perez GN, Vega HR, et al. Lupus anticoagulant and recurrent fetal loss: successful treatment with gammaglobulin. Lancet 1988; 2(8607): 393-394.
53) Bramham K, Thomas M, Nelson-Piercy C, et al. First-trimester low-dose prednisolone in refractory antiphospholipid antibody-related pregnancy loss. Blood 2011; 117(25): 6948-6951.
54) Meroni PL, Raschi E, Testoni C, et al. Statins prevent endothelial cell activation induced by antiphospholipid (anti-beta2-glycoprotein I) antibodies: effect on the proadhesive and proinflammatory phenotype. Arthritis Rheum 2001; 44(12): 2870-2878.
55) Rand JH, Wu XX, Quinn AS, et al. Hydroxychloroquine protects the annexin A5 anticoagulant shield from disruption by antiphospholipid antibodies: evidence for a novel effect for an old antimalarial drug. Blood 2010; 115(11): 2292-2299.

56) Lonze BE, Singer AL, Montgomery RA. Eculizumab and renal transplantation in a patient with CAPS. N Engl J Med 2010; 362(18): 1744-1745.
57) Lefkou E, Mamopoulos A, Dagklis T, et al. Pravastatin improves pregnancy outcomes in obstetric antiphospholipid syndrome refractory to antithrombotic therapy. J Clin Invest 2016; 126(8): 2933-2940.
58) Sciascia S, Hunt BJ, Talavera-Garcia E, et al. The impact of hydroxychloroquine treatment on pregnancy outcome in women with antiphospholipid antibodies. Am J Obstet Gynecol 2016; 214(2): 273: e1-8.
59) Sugiura-Ogasawara M, Omae Y, Kawashima M, et al. The first genome-wide association study identifying new susceptibility loci for obstetric antiphospholipid syndrome. J Hum Genet in press.
60) Jaslow CR, Carney JL, Kutteh WH. Diagnostic factors identified in 1020 women with two versus three or more recurrent pregnancy losses. Fertil Steril 2010; 93(4): 1234-1243.
61) Sugiura-Ogasawara M, Ozaki Y, Nakanishi T, et al. Occasional antiphospholipid antibody positive patients with recurrent pregnancy loss also merit aspirin therapy: A retrospective cohort-control study. Am J Reprod Immunol 2008; 59(3): 235-241.
62) Askie LM, Duley L, Henderson-Smart DJ, Stewart LA; PARIS Collaborative Group. Antiplatelet agents for prevention of pre-eclampsia: a meta-analysis of individual patient data. Lancet 2007; 369(9575): 1791-1798.
63) Nørgård B, Puhó E, Czeizel AE, et al. Aspirin use during early pregnancy and the risk of congenital abnormalities: a population-based case-control study. Am J Obstet Gynecol 2005; 192(3): 922-923.
64) Warkentin TE, Levine MN, Hirsh J, et al. Heparin-induced thrombocytopenia in patients treated with low-molecular-weight heparin or unfractionated heparin. N Engl J Med 1995; 332(20): 1330-1335.

2 夫婦どちらかの染色体均衡型転座

1. 均衡型転座が流産を起こすメカニズム

　染色体異常は異数性異常と構造異常に分類されます（表2-1）．構造異常は均衡型である転座，逆位，不均衡型である欠失，重複があります．習慣流産では，染色体G分染法を用いて染色体核型を調べることが保険適用となります．不育症の原因は主に均衡型転座であり，染色体の一部が切断され入れ替わっているものをいいます（図2-1）．遺伝子の過不足がないため本人の臨床症状はみられませんが，減数分裂において分配のエラーが起こるため，配偶子には部分的な重複，欠失が起こることがあります．

　減数分裂において相同染色体どうしが対合（pairing）しますが，転座が起こっていると4本の染色体が対合します．その後，交互分離であれば均衡型となり出産に至ります．隣接第1分離，隣接第2分離，3：1分離，4：0分離の様式をとれば部分的不均衡を生じ，流産もしくは不均衡による先天異

表2-1 染色体異常の種類

異数性異常：減数分裂の不分離　トリソミー，モノソミー
　　　　　　卵＞精子，第1減数分裂＞第2減数分裂
倍数性異常：3倍体（69,XXYなど），4倍体（92,XXYYなど）
構造異常：　均衡型　転座，逆位
　　　　　　不均衡　欠失，重複
混数性異常・モザイク：一個体内に2種類以上の核型の細胞が
　　　　　　　　　　　存在する
　　　　　　　　　　　受精後の体細胞分裂における不分離もしくは
　　　　　　　　　　　後期遅滞によって起こる

図2-1 染色体核型と均衡型相互転座

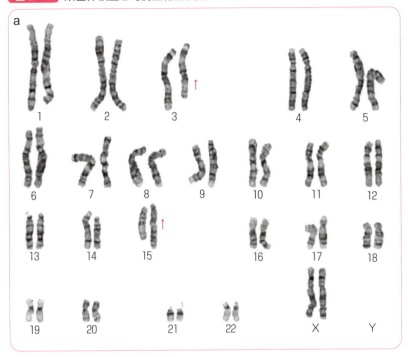

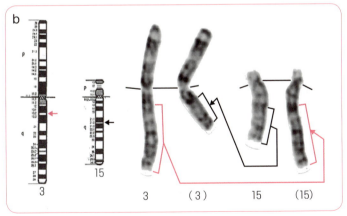

3番染色体の長腕と15番染色体の長腕の一部が入れ替わった均衡型相互転座
46,XX,t(3;15)(q13.2;q21.2)

常となります（図2-2）[1].

Robertson 型転座とは2つの端部着糸型染色体がセントロメア付近で融合して短腕を消失した45本の均衡型転座であり，13q14q と 14q21q が最も多くみられます（図2-3）．13, 14, 15, 21, 22 番が端部着糸型染色体です．

交互分離の場合，児の正常核型と交互分離の割合は1:1であることが判っています．しかし，核型から交互分離と不均衡の割合を推測する方法，すなわち，どの程度出産できるかを示すことはできません．

精子を用いた fluorescence in situ hybridization（FISH）法による研究では，相互転座保因者の 46.9 %，Robertson 型転座保因者の 88.7 %が交互分離を示すことが判っており，相互転座の生産率が低いことが推測できます[1].

De Braekeler らの 22,199 組のデータベースの解析では2回以上の流産患者の 4.7 %に構造異常を認めました[2]．新生児における頻度と比較すると，反復流産患者では均衡型転座の頻度が高く，逆位，性染色体数的異常の頻度の差はありませんでした（表2-2）．また，既往流産回数が増加するにつれて均衡型転座の頻度が増加しました．このことから，均衡型転座の反復流産への関与が示されました．

9番逆位は一般集団の1～2%にみられる正常変異であり，生産率は染色体正常群と変わりません[3]．2番逆位も正常変異と考えられています．De Braekeler らの報告では逆位は流産と関係ないことが示されましたが，1番，3番，8番腕間逆位は逆位由来の不均衡が確認されるため，低頻度ですが不育症の原因となります．

男女の比率は女性の均衡型転座の比率が大きく，男性の均衡型転座保因者は乏精子症による不妊症によって淘汰されています．無精子症において 13.7 %，乏精子症において 4.6 %に染色体異常がみられ，乏精子症では均衡型転座が優位にみられることが報告されています[4].

図2-2 相互転座保因者の配偶子

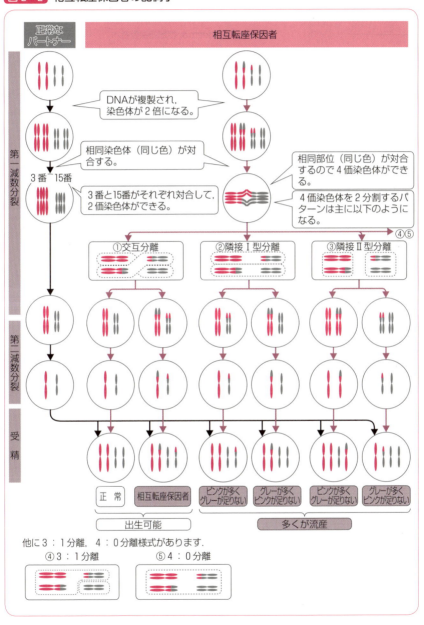

2 夫婦どちらかの染色体均衡型転座

図2-3 Robertson型転座保因者の配偶子

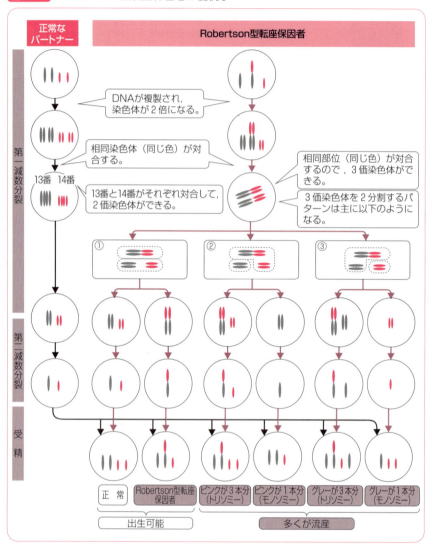

表2-2 反復流産と新生児における染色体構造異常の頻度

	反復流産 %	新生児 %
相互転座	1.3	0.085
Robertson型転座	0.6	0.092
逆位	0.2	0.012
性染色体数的異常	0.146	0.296

2. 着床前診断の歴史

着床前診断（preimplantation genetic diagnosis: PGD）とは体外受精・胚移植の技術を前提として，体外において受精卵の割球もしくは極体を生検して診断し，"非罹患胚"と診断された受精卵を子宮内に胚移植する技術です（図2-4）．PCR法などを用いて遺伝子疾患，FISH法などを用いて染色体均衡型転座を診断する狭義の着床前遺伝子診断に対して，染色体数的異常をスクリーニングする場合を着床前遺伝子スクリーニング（preimplantation genetic screening: PGS）と呼びます．最近では，着床前胚染色体異数性検査（preimplantation genetic testing for aneuploidy: PGT-A）と言い換えられている．

1990年，HandysideらはX連鎖劣性遺伝性疾患であるDuchenne型筋ジストロフィーを対象として，FISH法を用いた性別診断によるPGDを世界で初めて報告しました（表2-3）[5]．その後，βサラセミアやのう胞性線維症に対するPGDが相次いで報告されました．

1998年には均衡型転座に起因する習慣流産に対する流産予防を目的としたPGDが報告されました[6]．FISH法を用いた受精卵の診断では，転座している染色体2か所のテロメアの一部とコントロールとして動原体の一部のアミノ酸配列に結合するprobeを作成し，蛍光色素をつけてhybridizeさせることでシグナルが2つ観察されれば均衡型と診断します（図2-5～7）．不均衡では1つもしくは3つのシグナルが観察されます．均衡型と診断され

図2-4 着床前診断

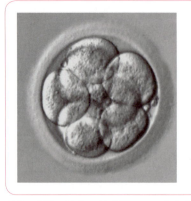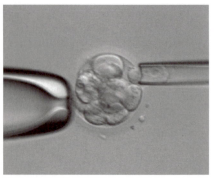

最初の報告では8〜16割球の一つを生検して診断した.

表2-3 着床前診断の歴史

1990年	Handyside et al. Pregnancies from biopsied human preimplantation embryos by Y-specific DNA amplification. Nature　伴性劣性遺伝性疾患に対する性別診断
1998年	染色体転座を持つ習慣流産の着床前診断の報告
1998年6月	日本産科婦人科学会「着床前診断に関する見解」会告
1999年	九州セントマザーから転座習慣流産の申請・不承認
	鹿児島大学からDuchenne型筋ジストロフィーの申請・不承認
2003年7月	名古屋市立大学より筋強直性ジストロフィーの申請
2004年1月	慶應義塾大学よりDuchenne型筋ジストロフィーの申請
5〜6月	着床前診断に関する小委員会
	公開倫理委員会数回開催
6月	慶應義塾大学症例承認・名古屋市立大学症例不承認
2005年6月	名古屋市立大学の筋強直性ジストロフィーの2例目,学会承認
2005年7〜11月	習慣流産の着床前診断に関するワーキンググループ
2005年10月	名古屋市立大学,九州セントマザーから転座習慣流産の申請
2006年12月	染色体転座に起因する習慣流産の着床前診断が開始

た受精卵を胚移植することで流産を避けることが期待できます.

また,原因不明習慣流産患者の受精卵の異数性を診断して流産を回避する

図 2-5 均衡型相互転座 46,XX,t(3;15)(q13.2;q21.2)

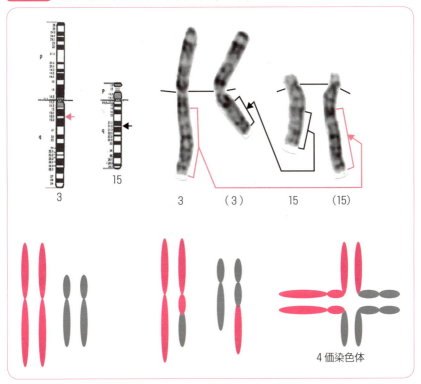

4価染色体

　PGS も実施され，さらに染色体数的異常の増加する高齢女性にも PGS が応用されるに至り，遺伝性疾患を回避する目的で行われてきたこの技術がその適応を大きく拡大する契機となりました．

　欧州生殖医学会（European Society of Human Reproduction and Embryology: ESHRE）の登録調査 PGD Consortium によれば，1999 年の登録から 2011 年までに 8,765 人の児が生まれており，27,633 人，総周期数は 45,163 周期，PGD17,721 周期，PGS が 26,737 周期，性別診断 705 周期が登録されており，ダウン症候群の診断も含むスクリーニングが多数を占めるようになりました[7]．

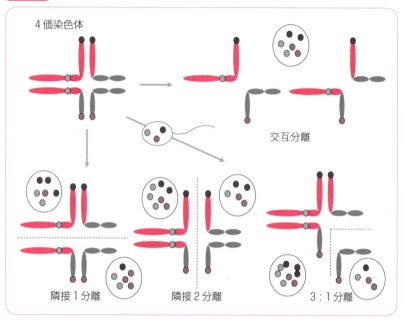

図 2-6 FISH 法を用いた均衡型相互転座の受精卵の診断

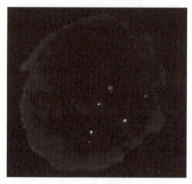

図 2-7 FISH 法により不均衡と診断された受精卵

青のシグナルが 3 つ確認され，不均衡と診断される．

着床前診断によって生まれた児の体重は標準的であり，先天異常は5.8％（47/813）と顕微授精と同等であり，発達に関しても4歳時点では自然妊娠との差はみられていません[8, 9]．

3. 倫理的諸問題とわが国の着床前診断の現状

諸外国の着床前診断の状況として，ドイツ，スイス，オーストリア，オーストラリア（ビクトリア州除く），アイルランドでは胚保護法などの法律によって原則として禁じられています（表2-4）．イギリス，フランス，スペイン，スウェーデンでは法律によって，オランダ，イタリア，ベルギー，ギリシャ，イスラエルは国家機関のガイドラインによって規制されています．米国，韓国は法律，ガイドラインは存在せず，実質的な規制もありません．

わが国では生殖技術の進歩に法整備は追い付かないまま，日本産科婦人科

表2-4 着床前診断に関する諸外国の状況

	日本	イギリス	フランス	スウェーデン	オーストラリア
法律	なし	ヒト受精杯研究許可省	保健法典	なし	不妊治療法（ビクトリア州）
他の規制	日本産科婦人科学会			生殖補助医療実施要項	
適応	重篤な遺伝性疾患	医学的適応認可必要	両親の不治の重篤な疾患認可	胎児の不治の重篤，進行性疾患	遺伝性障害のリスト

	スイス	オーストリア	ドイツ	アメリカ	韓国
法律	スイス連邦法禁止	生殖医学法禁止	胚保護法禁止	なし	なし
他の規制				州によって異なる学会	大韓産婦人科学会
適応	極体診断は可	極体診断は可			適合する適応症

表2-5 日本産科婦人科学会「着床前診断に関する見解」1998年

(1) 本法は極めて高度な技術を要する医療行為であり，臨床研究として行われる．
(2) 本法の実施者は，生殖医学に関する高度の知識・技術を習得した医師であり，かつ遺伝性疾患に対して深い知識と出生前診断の豊かな経験を有していることを必要とする．
(3) 本法を実施する医療機関は，すでに体外受精・胚移植による分娩例を有し，かつ出生前診断に関して実績を有することを必要とする．また，遺伝子診断の技術に関する業績を有することを要する．
(4) 本法は重篤な遺伝性疾患に限り適用される．適応となる疾患は日本産科婦人科学会において申請された疾患ごとに審議される．なお，重篤な遺伝性疾患を診断する以外の目的に本法を使用してはならない．

学会（学会）が見解を策定して自主規制しています．
　この技術の問題点は，

1. 受精卵の操作や罹患胚の廃棄は，生命の尊厳をおびやかす
2. 優性思想であり，差別を助長する
3. 自然妊娠が可能な女性に対し臓器損傷，感染症，卵巣過剰刺激症候群など体外受精の負担を背負わせる
4. 児の長期的予後が不明

といった点に要約されます．
　世界的なPGDの実施状況を鑑み，学会は1998年に「着床前診断に関する見解」を策定しました（表2-5）．要点は，重篤な遺伝性疾患に限って，一例一例を個別に審議して，臨床研究として行う点です．各施設での倫理委員会の承認を得た後，学会に申請し，「着床前診断に関する審査小委員会」において産婦人科医，小児科医，人類遺伝学，人文社会学など各分野の委員による個別審議が実施されるため，承認までに平均4か月程度かかっています．
　日本では，2004年6月にDuchenne型筋ジストロフィーの症例が承認され，着床前診断が始まりました．日本ではDown症候群や神経筋疾患などの患者団体が出生前診断に反対してきた長い歴史があります．当時，学会は

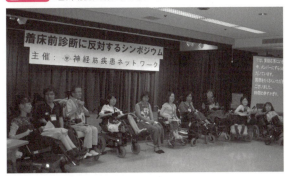

図2-8 着床前診断に反対するシンポジウム

患者団体やメディアに倫理委員会を公開し，理解を得る努力をしました．神経筋疾患ネットワークの開催する「着床前診断に反対するシンポジウム」に私自身，学会倫理委員会の一員として，PGDを実施する立場で出席しました（図2-8）．

　生殖医療の倫理的議論において，実施を希望するカップルと疾患を持つ当事者は意見が異なることが多いことに留意が必要です．意見を述べることのできない，生まれてくる児が介在することが生殖医療の特徴です．

　2017年5月現在，Duchenne型筋ジストロフィー，筋強直性ジストロフィー，Leigh脳症，副腎白質ジストロフィー，オルニチントランスカルバミラーゼ欠損症など555例のPGDが承認されましたが，均衡型転座による習慣流産が大多数を占めています．

　2003年7月に本学から申請された症例は男性が筋強直性ジストロフィーの患者でした．筋強直性ジストロフィーとは，常染色体優性遺伝形式をとり，染色体19q13.3に位置するミオトニンプロテインキナーゼのCTGリピート数が増幅することによって筋緊張性，筋萎縮，知能障害，心筋障害，性腺萎縮などをきたします．正常のリピート数が5〜35のところ50〜3,000回となることが原因と考えられています．

　この疾患は女性が患者である場合，世代ごとに症状が重くなる表現促進が起こり，児が先天性筋強直性ジストロフィーを罹患するため重篤とみなされ

表2-6

	欧米で行われている疾患	わが国で承認された疾患
単一遺伝子疾患	筋ジストロフィー 嚢胞性線維症 Beta-サラセミア ハンチントン病 脊髄性筋萎縮症 鎌状赤血球貧血 骨形成不全症 血友病 白血病（骨髄移植の目的）	Duchenne 型筋ジスロトフィー 筋強直性ジストロフィー Leigh 脳症 副腎白質ジストロフィー OTC 欠損症
習慣流産	染色体均衡型転座 原因不明に対する胚スクリーニング	染色体均衡型転座
不妊症	原因不明に対する胚スクリーニング	
そのほか	高齢女性に対する胚スクリーニング 性別診断	

ますが，男性が患者の場合，児の臨床症状は男性と同程度であり，「30歳代まで生きて幸せな結婚生活を営むであろう人生を受精卵の段階で摘み取るものはいかがなものか」という理由で非承認となりました．日本では「遅くとも20歳までに寝たきりもしくは死亡する状態」が「重篤」と解釈され，欧米のようなダウン症候群や性別の診断のためのPGDは承認されていません（表2-6）．

4. 均衡型転座に起因する習慣流産に対する着床前診断

　1998年に染色体均衡型転座に起因する習慣流産に対する流産予防を目的としたPGDが報告され，2005年には我が国でも重篤な遺伝性疾患と別のカテゴリーとして実施が認められました．

　「習慣流産の着床前診断に関するワーキンググループ」（委員長大濱幸三広島大学名誉教授）には習慣流産の専門家である私も参加し，習慣流産患者団

図2-9 日本産科婦人科学会体外受精登録調査による体外受精の生産率

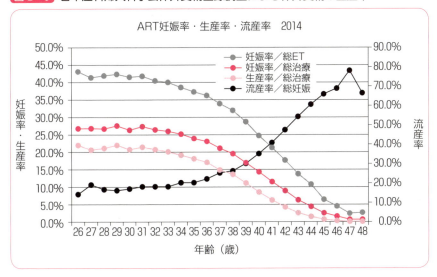

体の代表にも加わっていただきました.

　着床前診断は体外受精が前提であり,体外受精の生産率は女性の年齢に依存し,平均的には20歳代では約20％,40歳では8％に留まります(**図2-9**).そのため,PGDを行うことで出産できるようになるかどうかは確証がないことを説明したうえで,「PGDによって流産を避けられるならそれだけで価値を感じる患者が存在する」という患者代表の意見を尊重し,「流産を避けたい患者の心情を慮って」習慣流産に対するPGDが認められるに至りました.

　重篤な遺伝性疾患に限るとされたPGDが,習慣流産の約5％の頻度の均衡型転座にも認められたことに対する国民の不安は,学会の決定が当時の新聞の一面トップに掲載されたことからうかがい知ることができます(**図2-10**).

　現在,転座保因者を対象としたまとまった症例数のPGD後の妊娠帰結を示した論文は7つあります(**表2-7**)[10-16].相互転座とRobertson型転座

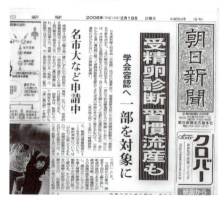

図 2-10 均衡型転座に起因する習慣流産に対する PGD 申請に関する新聞記事

では妊娠帰結が異なる可能性があるため，相互転座の帰結を示しました．患者あたりの生産率は 14-58％（平均 33.1％）でした．いずれの論文も PGD をしなかったらどうかという対照の設定がありません．

　Fischer らは妊娠した人のうちの生産率 87％と abstract に記載しました[13]．PGD は体外受精が前提なので，妊娠率が低いことが問題です．高齢女性であれば，採卵キャンセル，受精しない，分割しない，割球採取できない，診断できないなどの理由で胚移植に到達しないことがあり，胚移植しても妊娠に至らない人もいます．患者にとって最も大切な情報は「患者あたりの生産率 31.3％」であるはずです．この論文の著者の中には診断会社に属する者もいて PGD のメリットを強調すれば利益相反に相当します．この論文に対して Stephenson M, Goddijn M らの習慣流産のエキスパートはすぐに「研究の手法，対照の設定に問題があり，PGD が生産率を改善するという彼らの結論は，この研究から示すことができない」という反論の Letter を出しました[17]．

　欧州ヒト生殖医学会 ESHRE PGD Consortium は 2011 年までのデータのまとめとして，採卵あたりの生産率を相互転座男性 18.3％（n = 142），相互転座女性 10.1％（n = 130），Robertson 型転座男性 19.3％（n =

表2-7 染色体均衡型相互転座保因者の次回妊娠帰結

	着床前診断						自然妊娠			
	Lim CK[10]	Otani T[11]	Feyereisen E[12]	Fischer J[13]	Fiorentino F[14]	Merrion K[15]	Kato K[16]	Sugiura M[3]	Stephenson M[22]	Sugiura-Ogasawara[19]	Franssen MT[18]
患者数	43	29	35	192	16	42	52	47	20	46	157
年齢	31.5	32.7		34.0	37.1	34	36.5	29.1		31.0	
流産回数		3.4								3.1	
分娩	14	17	5	60	7	14	40	15	13	29	131
生産率%	32.6	58.6	14.3	31.3	43.8	33.3		31.9	65.0	63.0	
/採卵%	23.7	47.2	6.2	22.1	38.9		16.7				
累積生児獲得率%							76.9 採卵4.6回	68.1	90.0		83.0
不均衡児の妊娠継続率%								2.9			1.6
	Prenat Diagn 2004	RBM 2006	F&S 2007	F&S 2010	HR 2011 aCGH	F&S 2015 SNParray	JHG 2016	F&S 2004	HR 2006	JHG 2008	BMJ 2006

138), Robertson 型転座女性 15.8 %（n = 35）と報告しました[7]．

5. 均衡型転座に起因する習慣流産患者の自然妊娠による生産率

　私たちは 1,284 組の反復流産患者について，転座保因者の自然妊娠の帰結を世界で初めて報告しました（表 2 - 7）[3]．相互転座を持つ夫婦の 31.9 %（15/47）が診断後初回妊娠で出産に至りました．一方，抗リン脂質抗体や子宮奇形を除く染色体正常夫婦の 71.7 %（849/1,184）が出産しました．均衡型相互転座保因者の流産率が高いことがはっきりしましたが，累積的には流産を乗り越えて 68.1 % が生児を得ることができました．Robertson 型は 63.6 %（7/11）と症例が少ないながら相互転座よりも生産率は高いことがわかりました．

　その後同様の報告が相次ぎ，オランダのコホート研究では多数の症例を転座の診断時点から電話により 5 年以上経過観察しました[18]．転座保因者と染色体正常習慣流産患者の累積生児獲得率は 83 % と 84 % であり，転座保因者の予後は正常群と変わらないと結論づけました．日本の多施設共同研究の生産率は 63 % でした[19]．

　私たちの研究は 16 年間の臨床データであり，13 回，10 回という特に難しい患者さんが含まれていたために生産率が低かった可能性があります．また，当院で 1 度流産した後地元の施設にもどり，経過観察ができていないため累積生産率が低かった可能性もあります．

　これらの報告を見る限り PGD によって生産率が改善できるとは考えられません．Franssen らも 2011 年のレビューで，染色体構造異常に起因する習慣流産において PGD が生産率を改善するというエビデンスは不十分と述べています[20]．

　反復流産後に不妊症になることは患者さんにとって心配の一つです．オランダのコホート研究はその貴重な頻度も示しています．転座診断後，妊娠に至らなかった頻度は 3.2 % であり，染色体正常群（4.6 %）と差はありませ

んでした[18].

　反復流産によって均衡型転座保因者であることが判った場合，どの程度，不均衡児を出産するかについて調べた報告も限られます．不均衡児の妊娠継続率は私たちの報告が 2.9 %，オランダのグループでは 1.6 % でした[3, 18].

6. 着床前診断は生産率改善に貢献しているか？

　日本では 2006 年 12 月から均衡型転座に起因する習慣流産に対する FISH 法を用いた PGD が始まりました．名古屋市立大学附属病院とセントマザー産婦人科医院において PGD を希望した方と自然妊娠を希望した方の 10 年間の妊娠帰結を前方視的に比較しました（表 2-8）[21]．126 人の均衡型転座の方が遺伝カウンセリングを受け，74 人が PGD を希望し，52 人は自然妊

表 2-8 染色体均衡型転座に起因する習慣流産着床前診断と自然妊娠による生産率

		着床前診断 35歳未満の37人	自然妊娠 52人	P値
平均年齢		30.6 ± 3.0	30.9 ± 3.8	NS
男女比		12：23	23：26	NS
相互転座：ロバートソン型		33：4	39：13	NS
複雑型相互転座		0	4	
夫婦ともに相互転座		0	1	
既往流産回数		3.37 ± 1.26	3.10 ± 1.07	NS
既往死産回数		0.08 ± 0.28	0.10 ± 0.30	NS
	0	34	47	
	1	3	5	
既往出産回数		0.14 ± 0.35	0.15 ± 0.36	NS
ない場合	0	32 (86.5 %)	44 (84.6 %)	
1回	1	5 (13.5 %)	8 (15.4 %)	
体外受精実施		6 (16.2 %)	6 (11.5 %)	NS

表2-9 着床前診断と自然妊娠の妊娠帰結

	着床前診断	自然妊娠	OR(95% CI)	P値
診断後初回の生産率	37.8%(14/37)	53.8%(28/52)	0.52(0.22-1.23)	0.10
累積生児獲得率	67.6%(25/37)	65.4%(34/52)	1.10(0.45-2.70)	0.83
その後,妊娠しない確率	18.9%(7)	3.8%(2)	1.19(1.00-1.40)	0.03
平均流産回数	0.24±0.40	0.58±0.78	-	0.02
平均採卵回数	2.46(2.30)	-		
平均胚移植回数	2.16(1.85)	-		
出産に至った妊娠までの月数	12.4(13.95)	11.4(10.9)	NS	
双胎の頻度	29.0%(9/31)	5.1%(2/39)	7.57(1.50-38.26)	0.009
患者あたりの費用	$7,956 U.S.	-		

Ikuma S, et al. PlosOne 2015; 10(6)e0129958.

娠を試みることになりました．名古屋市立大学附属病院では35歳以上の習慣流産患者を研究対象としたため，PGD群の平均年齢が高い結果となりました．そこで35歳未満の37人と52人の自然妊娠を比較することにしました．自然妊娠群ではRobertson型がやや多く，複雑型相互転座が含まれていました．

　生産率は67.6%と65.4%であり，差はみられませんでした（表2-9，図2-11）．PGD群では流産率は有意に低い代わりに妊娠しない人が18.9%と多い結果でした．出産までの期間も同じでした．PGD群では2.5回の採卵をし，約95万円の費用負担がありました．両施設ともに患者さんには体外受精と試薬代のみを負担していただき，臨床研究であるため技術料は無償でした．

　現時点で無作為割り付け試験は実施されていないため，この研究成果をもとに遺伝カウンセリングを行うことになります．PGDでは流産は避けられますが，生産率は同等であり，出産までの時間も差がありません．遺伝カウンセリングでは体外受精の合併症や費用負担について，自然妊娠では不均衡児の妊娠継続，出生前診断についても説明します．

　また，この研究期間ではFISH法による診断が用いられましたが，高齢転

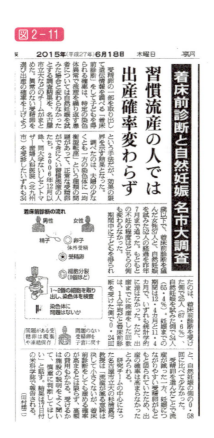

図2-11

座保因者では trisomy の胚も多いため,現在は比較ゲノムハイブリダイゼーション法による染色体転座に起因する習慣流産に対する PGD も承認されています.

文献

1) Gardner RJM, Sutherland GR. Chromosome abnormalities and genetic counseling, 3nd ed. Oxford: Oxford University Press, 2004.
2) De Braekeler M, Dao TN. Cytogenetic studies in couples experiencing repeated pregnancy losses. Hum Reprod 1990; 5(5): 519-528.
3) Sugiura-Ogasawara M, Ozaki Y, Sato T, et al. Poor prognosis of recurrent aborters with either maternal or paternal reciprocal translo-

cations. Fertil Steril 2004; 81(2): 367-373.
4) Van Assche E, Bonduelle M, Tournaye H, et al. Cytogenetics of infertile men. Hum Reprod 1996; 11(Suppl4): 1-24.
5) Handyside AH, Kontogianni EH, Hardy K, et al. Pregnancies from biopsied human preimplantation embryos sexed by Y-specific DNA amplification. Nature 1990; 344(6268): 768-770.
6) Munné S, Scott R, Sable D, Cohen J. First pregnancies after preconception diagnosis of translocations of maternal origin. Fertil Steril 1998; 69(4): 675-681.
7) De Rycke M, Belva F, Goossens V, et al. ESHRE PGD Consortium data collection XIII: cycles from January to December 2010 with pregnancy follow-up to October 2011 Hum Reprod 2015; 30(8): 1763-1789.
8) Harper JC, Boelaert K, Geraedts J, et al. ESHRE PGD Consortium data collection V: Cycles from January to December 2002 with pregnancy follow-up to October 2003. Hum Reprod 2006; 21(1): 3-21.
9) Schendelaar P, Middelburg KJ, Bos AF,et al. The effect of preimplantation genetic screening on neurological, cognitive and behavioural development in 4-year-old children: follow-up of a RCT. Hum Reprod 2013; 28(6): 1508-1518.
10) Lim CK, Jun JH, Min DM, et al. Efficacy and clinical outcome of preimplantation genetic diagnosis using FISH for couples of reciprocal and Robertsonian translocations: the Korean experience. Prenat Diagn 2004; 24(7): 556-561.
11) Otani T, Roche M, Mizuike M, et al. Preimplantation genetic diagnosis significantly improves the pregnancy outcome of translocation carriers with a history of recurrent miscarriage and unsuccessful pregnancies. Reprod Biomed Online 2006; 13(6): 869-874.
12) Feyereisen E, Steffann J, Romana S, et al. Five years- experience of preimplantation genetic diagnosis in the Parisian Center: outcome of the first 441 started cycles. Fertil Steril 2007; 87(1): 60-73.
13) Fischer J, Colls P, Escudero T, et al. Preimplantation genetic diagnosis (PGD) improves pregnancy outcome for translocation carriers with a history of recurrent losses. Fertil Steril 2010; 94(1): 283-289.

14) Fiorentino F, Bono S, Biricik A, et al. Application of next-generation sequencing technology for comprehensive aneuploidy screening of blastocysts in clinical preimplantation genetic screening cycles. Hum Reprod 2014; 29(12): 2802-2813.
15) Merrion K, Wemmer N, et al. Pregnancy outcomes following 24-chromosome preimplantation genetic diagnosis in couples with balanced reciprocal or Robertsonian translocations. Fertil Steril 2015; 103(4): 1037-1042.
16) Kato K, Aoyama N, Kawasaki N, et al. Reproductive outcomes following preimplantation genetic diagnosis using fluorescence in situ hybridization for 52 translocation carrier couples with a history of recurrent pregnancy loss. J Hum Genet 2016; 61(8): 687-692.
17) Stephenson M, Goddijn M. A critical look at the evidence does not support PGD for translocation carriers with a history of recurrent losses. Feril Steril 2011; 95(1): e1.
18) Franssen MT, Korevaar JC, van der Veen F, et al. Reproductive outcome after chromosome analysis in couples with two or more miscarriages: case-control study. BMJ 2006; 332(7544): 759-762.
19) Sugiura-Ogasawara M, Aoki K, Fujii T, et al. Subsequent pregnancy outcomes in recurrent miscarriage patients with a paternal or maternal carrier of a structural chromosome rearrangement. J Hum Genet 2008; 53(7): 622-628.
20) Franssen MT, Musters AM, van der Veen F, et al. Reproductive outcome after PGD in couples with recurrent miscarriage carrying a structural chromosome abnormality: a systematic review. Hum Reprod Update 2011; 17(4): 467-475.
21) Ikuma S, Sato T, Sugiura-Ogasawara M, et al. Preimplantation genetic diagnosis and natural conception: a comparison of live birth rates in patients with recurrent pregnancy loss associated with translocation. PLosOne 2015; 10(6): e0129958.
22) Stephenson MD, Sierra S. Reproductive outcomes in recurrent pregnancy loss associated with a parental carrier of a structural chromosome rearrangement. Hum Reprod 2006; 21(4): 1076-1082.

3 子宮奇形

1. 子宮奇形の発生頻度

　双角子宮，中隔子宮，単角子宮，重複子宮といった子宮大奇形は不育症の原因となりえます．不育症における子宮奇形の頻度はその診断法の違いのために 1.8 – 37.6 % と報告にばらつきがありますが，Chan らの 86,861 人を含む 94 論文のシステマティックレビューによれば，子宮大奇形の頻度は一般女性の 5.5 %（95 % CI, 3.5 – 8.5）に対して，流産歴のある女性では 13.3 %（95 % CI, 8.9 – 20.0）と高頻度でした[1]．ただし 2 回以上と 3 回以上の流産歴を持つ女性では，10.9 %（3.6 – 33.3）と 15.4 %（95 % CI, 10.3 – 23.0）であり，有意差はありませんでした．

　一方，弓状子宮は不育症の原因ではありません．一般女性 3.9 %（95 % CI, 2.1 – 7.1）に対して，不妊症の女性では 1.8 %（95 % CI, 0.8 – 4.1），流産歴のある女性では 2.9 %（95 % CI, 0.9 – 9.6）と頻度の差はありませんでした．

　また子宮奇形は不妊症の原因ではなさそうです．不妊症の女性の子宮大奇形の頻度は 8.0 %（95 % CI, 5.3 – 12.0）と一般女性との差はありませんでした．

2. 子宮奇形の発生

　胎生 3 週ごろに始原生殖細胞は出現し，胎生 5 – 6 週ころに性腺原基が出現します．sex determining region Y（*SRY*）が存在すると性腺原基は精

図3-1 性腺の分化と子宮の発生

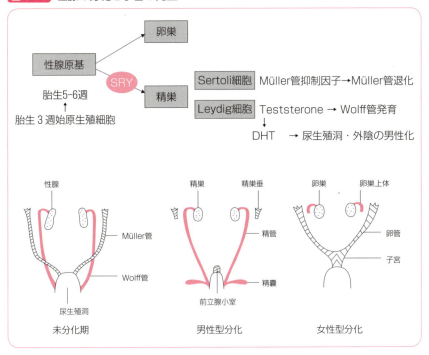

巣になり，存在しないと胎生7週ころに卵巣に分化します．精巣のセルトリ細胞（Sertoli cell）で産生されるミューラー管抑制因子（anti-Müllerian Hormon: AMH）の働きによって男性ではミューラー管が退化し，*SRY*のない女性ではミューラー管から卵管，子宮，腟の上端が発生します．ウォルフ管は男性ホルモン作用を受けないため退化します（図3-1）．

子宮の発生は以下の3つのプロセスによって起きます．

1. ミューラー管の発生
2. 左右ミューラー管の癒合
3. 中隔の吸収

先天性子宮奇形はこのプロセスのどこでも起こり,単角子宮,重複子宮,双角子宮,中隔子宮が発生します[2]. その成因としては,109人の子宮奇形を持つ女性を調べた研究で HOXA10 遺伝子変異がみつかっています[3]. TCF2, MKKS, MIS, MISR2 遺伝子変異も報告されています[4].

3. 子宮奇形がなぜ不育症を起こすか？

かつては,子宮腔の縮小と頸管無力症が流産の機序として考えられてきました[5]. しかし,この機序は後期流産には該当しますが,妊娠10週未満の初期流産については説明できません. 名古屋市立大学病院では不育症全体の95％を初期流産が占めており,別の機序が必要です.

最近では中隔組織の血管新生が適切に行われないために絨毛の増殖ができないという説が最も広く受け入れられています. 超音波検査によって胎のうの位置から着床部位を調べ,中隔に着床した場合に流産が起こりやすいことがわかりました[6]. 病理学的研究では中隔組織は結合組織が少なく,筋肉や血管の量が多いことが報告されました[7]. また,中隔の内膜では正常子宮の内膜と比較して vascular endothelial growth factor (VEGF) の受容体である KDR, Flt-1 の発現が有意に少ないことが明らかになりました[8]. これらのことから,中隔の子宮内膜には着床機能が十分に備わっていないために,初期流産が起こり,正常子宮内膜に着床した場合は,妊娠継続が可能と考えられます.

4. 子宮奇形の分類

子宮奇形の分類は1988年,アメリカ生殖医学会 (American Society of Reproductive Medicine：ASRM；旧 American Fertility Society〔AFS〕) によって発表された AFS 分類が長らく用いられてきました (図3-2)[9].

図3-2 子宮奇形の分類

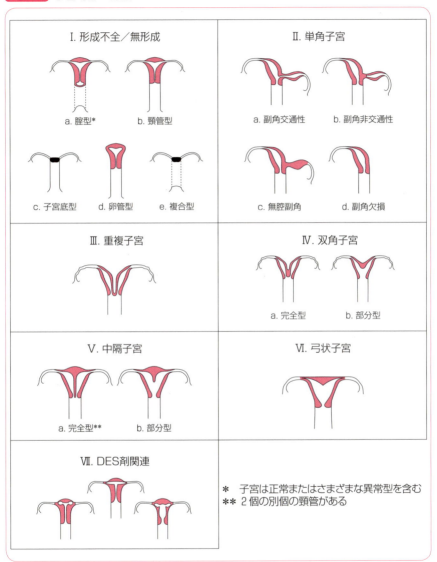

アメリカ生殖医学会 1988

Strassmann は双角子宮の形成手術を報告し,その時の分類法が基盤となっています[10,11]. 弓状子宮は発生学的には中隔子宮の軽度のものと考えられていましたが臨床的な影響が小さいために区別されました. この分類は診断法や基準が明確ではなく, 臨床家の印象によるところが大きいため, 弓状子宮, 双角子宮, 中隔子宮を客観的に区別することが困難でした.

　子宮奇形の診断のために子宮卵管造影法が長らく用いられてきました. その画像を用いて, Tompkin's Index > 25 %を中隔子宮もしくは双角子宮として弓状子宮から鑑別され[12], 子宮角の角度が 75°より小さいと中隔子宮, 105°より大きいと双角子宮と診断されてきました[13,14].

　その後, 経腟超音波検査, MRI, 子宮鏡, 腹腔鏡を組み合わせて鑑別する方法が試みられました. 双角子宮と中隔子宮の鑑別について, Acien は子宮のアウトラインが凹であれば双角子宮と診断し[13], Fedele や Troiano は 5mm 以上凹であれば双角子宮[14,15], Wu や Woelfer らは子宮鏡下手術 (transcervical resection: TCR) によって子宮穿孔が起きないことを考慮して, 3D 超音波検査や MRI を用いて 1cm 以上凹であれば双角子宮と具体的な診断基準を示しました[16,17]. 時代とともに異なる鑑別法が報告され標準化に至っていないため, 報告ごとに診断や子宮奇形の頻度も異なるという状況が長らく続いています.

　しかし欧州ヒト生殖医学会 (The European Society of Human Reproduction and Embryology: ESHRE) と欧州婦人科内視鏡学 (European Academy of Gynecological Endoscopy: EAGS) によるワーキンググループ CONgenital UTerine Anomaly (CONUTA) は, 正確でわかりやすく臨床管理に役立つ分類基準を AFS 分類や Grimbizis らの提唱した分類を基盤として提案し, デルファイ法*を用いて約 90 人の専門家や組織委員のコンセンサスを得て発表しました (図 3-3, 表 3-1)[18,19].

　ESHRE/EAGS 分類の特徴は以下の点です.

＊デルファイ法については 1 章 39 頁参照.

図3-3 ESHRE/ESGEによる女性生殖器奇形の分類

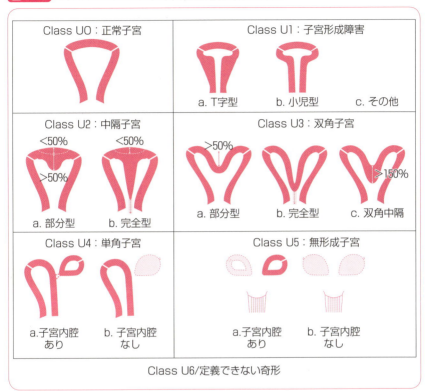

1. 解剖学に基づく
2. 発生学的に同一起源の異常を同じClassに分類した
3. 同一Classの中で程度を表現した
4. 頸部及び腟の異常を別に分類した

　まだ国内では認知されていませんが，世界中で臨床研究に用いられれば標準的分類法として確立されると思われます．

表3-1 ESHRE/ESGE による女性生殖器奇形の分類

	子宮奇形		子宮頸部/腟奇形	
	Main class	Sub-class	Co-existent class	
U0	正常子宮		C0	正常頸部
			C1	頸部の中隔
U1	子宮形成障害	a. T字型 b. 小児型 c. その他	C2	頸部が双頭
			C3	片側の頸部不形成
			C4	頸部不形成
U2	中隔子宮	a. 部分型 b. 完全型		
			V0	正常腟
U3	双角子宮	a. 部分型 b. 完全型 c. 双角中隔	V1	不完全腟縦中隔
			V2	腟縦中隔
			V3	腟横中隔あるいは処女膜閉鎖
U4	単角子宮	a. 子宮内腔あり （交通性あるいは非交通性の副角） b. 子宮内腔なし （無腔副角あるいは副角欠損）	V4	腟不形成
U5	無形成子宮	a. 子宮内腔あり （双角あるいは単角） b. 子宮内腔なし （双角あるいは単角的な遺残がある．または無形成）		
U6	定義できない奇形			

5. 子宮奇形の診断方法

　経腟超音波検査や子宮卵管造影によってスクリーニングします（図3-4）．
　Chan らは，経腟超音波検査や子宮卵管造影によってスクリーニングし，子宮鏡と腹腔鏡，ソノヒステログラフィーと3D超音波を組み合わせて確定診断すると述べています[1]．また，ESHRE/EAGSのCONUTAは無症状の症例では婦人科診察と2D経腟超音波検査を推奨し，不育症のような子宮

奇形が疑われるハイリスク群では 3D 経腟超音波検査によってスクリーニングし，MRI と内視鏡によって分類することを推奨しています[20,21]．

経腟超音波検査だけで軽度の奇形をスクリーニングするのは難しいかもしれません．続発性反復流産や 40 歳以上の高齢女性では子宮大奇形は稀であり，流産回数などの患者背景も考慮して選択します[22]．

図 3-4 超音波，子宮卵管造影，MRI の画像

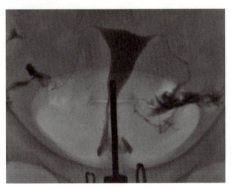

正常子宮の子宮卵管造影

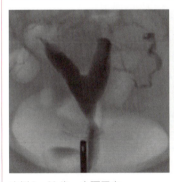
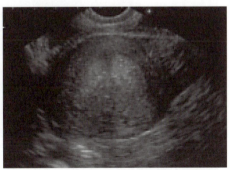

症例 1　33 歳　中隔子宮
2 回の流産後に HSG
その後自然妊娠，骨盤位のため妊娠 37 週で帝王切開により 2444g の女児を娩出．手術時に軽度のくびれを観察．

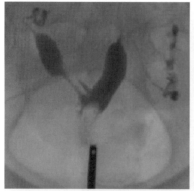
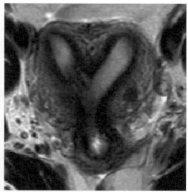

症例2　39歳　中隔子宮
3回流産，16週IUFD含む
右角の陰影欠損は癒着と思われる

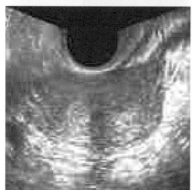

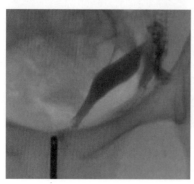

症例3　34歳　単角子宮
2回流産後にHSG
その後自然妊娠，2602ｇの女児を経腟分娩．

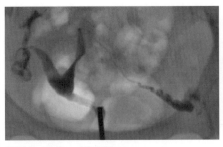
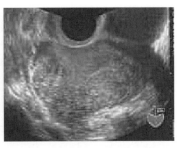

症例4　30歳　中隔子宮
2回の流産後にHSG
その後自然妊娠,妊娠39週で3111gの女児を経腟分娩.第2子は骨盤位のために帝王切開.

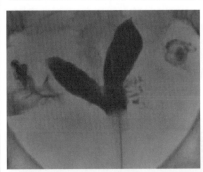
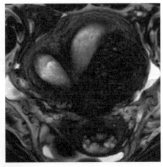

症例5　39歳　中隔子宮
2回の流産後にHSG,16週の流産
含む子宮腺筋症合併

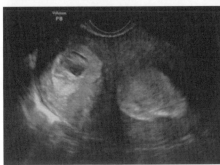

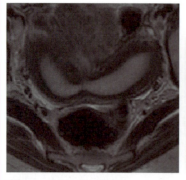
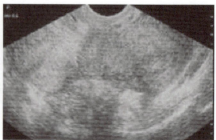

症例6　38歳　双角子宮
妊娠20週の破水を含む4回の流産後に診断

6. 子宮奇形に対する手術後の生児獲得率

　次節で述べるように，子宮奇形に対する手術について，現在ではその適応が限られているとするみかたが一般ですが，手術についての歴史的な取り組みを概観したいと思います（図3-5）．子宮奇形に対する最も古い手術は1882年にRugeとSchroederによって考案された双角子宮（double uterus）の中隔を経腟的に切除する手術です[23]．

　1907年にStrassmann Pは双角子宮の経腟的形成術を考案し，息子のStrassmann EOは腹式子宮形成術128例について彼自身の症例も含めてレビューを行いました[10,24]．これが有名なStrassmann手術です（図3-5）．適応は習慣流産，不妊症であり，手術後の妊娠の85.6%が満期出産であり，術前の満期出産はたった3.7%だったと記載されていました[10]．

　ただし，Strassmannは双角子宮を持つ女性の25-40%は障がいなく出産しており，手術の必要性がないことを述べています．

　1953年にJones & Jones手術が報告されました（図3-5）．彼らは交通性のない副角子宮に血腫が貯留した症例を適応として，開腹により中隔部分

図3-5 子宮形成手術

術式					適応
Strassmann手術（1907）				双角子宮の底部を内腔まで横に切開し，縦方向に縫合することで正常に近い子宮の形になる．	双角子宮
Jones & Jones手術（1953）				子宮底部の筋層を含めて中隔を切除し，筋層を縫合する．底部の筋層を切除する分，子宮体積が減少する．	中隔子宮
Tompkins手術（1962）				子宮底部を縦方向に切開し，内腔もしくは中核部に達したところで横方向に進み中隔を切除する．子宮体積を保ちやすい．	中隔子宮

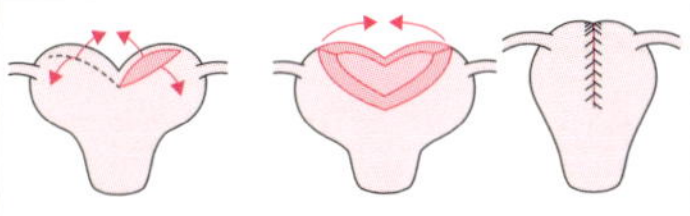

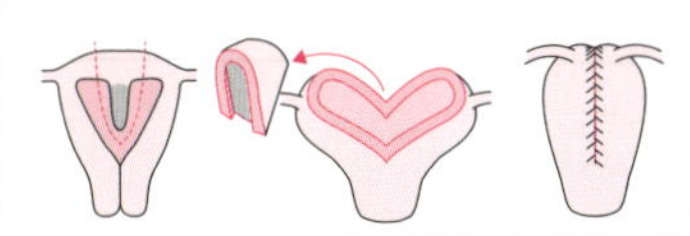

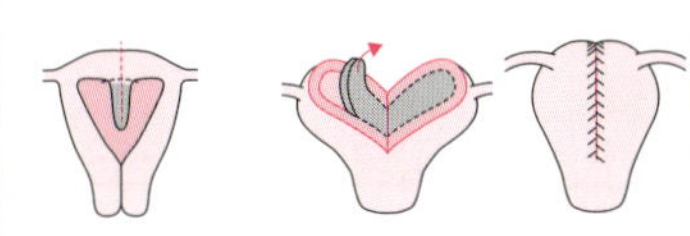

これらの手術は，おもに開腹下に行われ，術後の癒着や，分娩等に帝王切開が必要になるなどのリスクがある．リスクを説明し適応を慎重に検討する必要がある．

を楔形切除後に形成手術を行い，子宮内膜，筋層，漿膜の3層縫合を行いました．彼らもまた習慣流産の他の原因がないときに手術を考慮することを推奨しました[25]．

手術後の妊娠帰結について比較的多数例を記述した論文を表3-2に示しました[26-28]．すべての論文で妊娠あたりの生産率が記載されていますが，術後不妊症が合併症として重要であるため，表には手術を受けた患者あたりの生産率を記載しました．

腹式手術では生産率は54.9-65.9％でしたが[29,30]，Ayhanらの報告では患者あたりの生産率は記載されていませんでした[31]．

子宮鏡による中隔切除術は1974年に報告され[32]，1981年に出産例が報告されました[33]．現在では低侵襲のため子宮鏡下手術が主流であり，患者あたりの生産率は35.1-64.3％です[34-40]．子宮鏡下手術の対象は中隔子宮に限られますが，開腹を避けられ，麻酔時間，術後社会復帰までの時間，次回妊娠までの避妊期間が短縮できます．また子宮への切開がないため次回の帝王切開を避けられます．

表3-2 双角子宮，中隔子宮に対する手術後の生児獲得率

	手術あり						手術なし		
	Makino et al. 1992[29]	Candiani et al. 1990[30]	Ayhan et al. 1992[31]	DeCherney et al. 1986[34]	Daly et al. 1989[35]	Lee et al. 2000[38]	Kormanyos et al. 2006[40]	Sugiura-Ogasawara et al. 2010[41]	Ghi et al. 2012[42]
患者数	71	144	89	103	55	40	94	42	24
子宮奇形の種類	弓状子宮 中隔子宮	中隔子宮 双角子宮	中隔子宮 双角子宮	中隔子宮	中隔子宮	中隔子宮	中隔子宮	中隔子宮 双角子宮	中隔子宮
術式	腹式	腹式	腹式	子宮鏡	子宮鏡	子宮鏡	子宮鏡	-	-
適応	反復流産 不妊症	反復流産 102 不妊症	反復流産 42 早産	反復流産	反復流産 早産	反復流産 不妊症	反復流産	反復流産	初回妊娠
妊娠あたり生産率	39/46 (84.8%)	45/66 (68%) 中隔子宮 50/66 (76%) 双角子宮	30/46 (65%) 中隔子宮 45/54 (83%) 双角子宮	63/72 (80%) 切除成功例のうち	60/75 (80%)	17/22 (77.3%)	33/48 (68.8%) 累積 51/71 (71.8%)		
患者あたり生産率	54.9%	65.9%		61.2%		64.3%	35.1% 累積 54.3%	25/42 (59.5%) 累積 32/41 (78.0%)	8/24 (33.3%)

特記すべきなのは，すべての報告で手術をしなかったらどうかという対照がないことです．いくつかの報告では術前，術後の歴史的比較によって手術のメリットを示しました[36,37]．Kormanyos は中隔切除術後の遺残が大きいと生児獲得率が低い傾向を示しましたが，彼らの成績はあまり良好ではなく，遺残の切除を繰り返して累積 35.1％の生産率でした[38]．

7．子宮奇形を持つ患者の手術なしの生児獲得率

不育症（習慣流産）の臨床研究において治療前後を比較する歴史的比較（historical comparison）は不適切です（図 3-6）．なぜなら，原発習慣流産は既往妊娠の生産率は 0％ですが，既往 3 回流産の患者は無治療でも 70％が出産できるからです．長い間，習慣流産患者は無治療では 100％流産すると信じられてきました．そのために対照の設定のない臨床研究が数多く報告されてきた歴史があります．仮に「術前の生産率が 0％だったのが，手術によって 54.9％が出産可能となった」とすると，「原因不明習慣流産患者は無治療によって 70％が出産可能になった」ことになります．ランダム

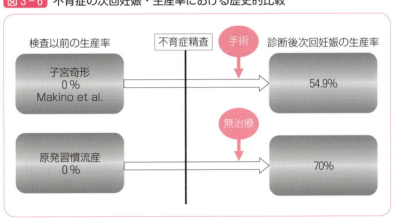

図 3-6 不育症の次回妊娠・生産率における歴史的比較

表3-3 双角子宮と中隔子宮を持つ患者の手術なしの生児獲得率

	生児獲得率			累積生児獲得率		
	子宮奇形	正常子宮	P値	子宮奇形	正常子宮	P値
	42	1528		41	1528	
1st	59.5%(25/42)	71.7%(1,096/1,528)	0.084	61.0%(25)	71.7%(1,096)	0.133
2nd	55.6%(5/9)	60.4%(166/275)	0.772	73.2%(30)	82.6%(1,262)	0.119
3rd	100%(2/2)	55.0%(38/69)	0.207	78.0%(32)	85.1%(1,300)	0.215
4th		22.2%(4/18)			85.3%(1,304)	
5th		33.3%(3/9)			85.5%(1,307)	
6th		0%(0/6)			85.5%(1,307)	
Final				78.0%(32)	85.5%(1,307)	

胎児染色体異常
15.4%(2/13) vs 57.5%(134/233)

Sugiura-Ogasawara, et al.
Fertil Steril 2010; 93(6): 1983-1988.

化無作為割り付け試験（RCT）は難しいとしても次回生産率を比較する前方視的比較試験が必要です．

　私たちは子宮奇形が診断された患者の手術なしの妊娠帰結を世界で初めて報告しました（表3-3）[41]．1,676例の検討では単角子宮，重複子宮，双角子宮，中隔子宮などの子宮大奇形は3.2%でした．

　双角子宮もしくは中隔子宮をもつ人と正常子宮をもつ人の診断後初回妊娠の生児獲得率は59.5%，71.7%（p = 0.084）でした．その後，1人は手術を希望し，41人の累積生児獲得率は78%，85.5%であり，子宮奇形を持つ人の生児獲得率が低い傾向にありました．胎児染色体異常率はそれぞれ15.4%と57.5%（p = 0.006）であり，子宮奇形は胎児染色体正常な流産を起こすため，不育症の原因であることが証明されました．

　この研究から中隔の長さをS〔septum〕，残りの子宮腔の長さをC〔uterine cavity〕としたとき，S/C比が大きいほど流産しやすいこともわかりました（図3-7，p = 0.0051）．S/C比を用いた出産予測ではROC曲線のAUCは0.81であり，年齢，既往流産を交絡因子とした多変量解析で

図 3-7 中隔の長さはその後の流産の危険因子である

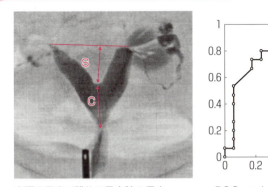

中隔の長さ／残りの子宮腔の長さ

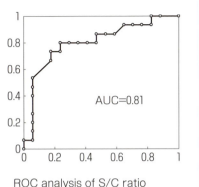

ROC analysis of S/C ratio

も S/C がその後の流産の危険因子でした．S/C 比が 0.1 増加すると流産は 1.42 倍（95％ CI, 1.06-1.91）となります．

　Ghi らは，不育症ではなく初回妊娠において 3D 超音波を行い，中隔子宮が判明した妊婦の生児獲得率を 33.3％と示しました[42]．経腟超音波だけのスクリーニングであるため，中隔の大きな症例のみが診断されたことが私たちの生児獲得率よりもかなり低い理由と考えます．

　手術をしなくても次回妊娠で 59.5％，累積的には 78％の患者が出産に至るため，手術は中隔の大きさ，既往流産回数，年齢を考量して，慎重に考えたほうがよいでしょう．

8. 子宮奇形に対する手術は有効か？

　現在までに中隔子宮，双角子宮に対して手術・非手術の生児獲得率を比較した RCT は行われていません．名古屋市立大学病院，川崎市民病院，霞ヶ浦医療センター，日本医科大学病院，慶応大学病院，成育医療センター，名古屋市立城西病院（現西部医療センター）などによる多施設共同研究によっ

て，手術例と非手術例の生児獲得率の前方視的比較試験を行いました[43].

　この研究では 2003 年から 2009 年に不育症（2-9 回）のために受診した患者さんについて，子宮卵管造影法と経腟超音波検査によってスクリーニン

表 3-4 中隔子宮と双角子宮を持つ患者の背景

	中隔子宮 (n = 124)			双角子宮 (n = 46)		
	手術 (n = 109)	非手術 (n = 15)	P 値	手術 (n = 14)	非手術 (n = 32)	P 値
平均年齢 (SD)	32.9 (4.0)	33.7 (4.0)	NS	33.1 (4.2)	31.0 (3.9)	0.097
既往流産 回数	2.74 (1.48)	2.93 (1.16)	NS	2.86 (2.07)	2.75 (1.14)	NS
既往死産 回数	0.20 (0.49)	0.13 (0.35)	NS	0.50 (1.34)	0.16 (0.51)	NS
既往生産 回数	0.10 (0.38)	0.13 (0.35)	NS	0.14 (0.36)	0.06 (0.25)	NS

表 3-5 中隔子宮と双角子宮を持つ患者の手術の有無による生児獲得率

	中隔子宮 (n=124)			双角子宮 (n=46)		
	手術 (n=109)	非手術 (n=15)	P 値 OR (95% CI)	手術 (n=14)	非手術 (n=32)	P 値 OR (95% CI)
診断後初回妊娠の生産率/ 妊娠あたり	81.3% (78/96)	61.5% (8/13)	0.289 2.03 (0.55-7.56)	66.7% (8/12)	78.6%* (22/26)	0.266 0.38 (0.07-2.10)
不妊率	11.9% (13)	13.3% (2)	NS	14.3% (2)	6.3% (2)	NS
累積生産率/ 妊娠あたり	86.5% (83/96)	69.2% (9/13)	0.100 3.08 (0.87-1.16)	75.0% (9/12)	85.7% (24/28)	0.610 0.61 (0.09-4.01)
累積生産率/ 総患者	76.1% (83/109)	60.0% (9/15)	0.189 2.21 (0.68-7.24)	64.3% (9/14)	75.0% (24/32)	0.319 0.48 (0.01-2.05)

*胎児先天異常のために妊娠 20 週で人工妊娠中絶術を受けた 1 例と，双角子宮と転座を合併し胎児染色体不均衡により流産となった 1 例は除外した．

表3-6 中隔子宮と双角子宮を持つ患者の手術の有無による早産率,低出生体重児率,帝王切開率

	中隔子宮もしくは双角子宮			中隔子宮			双角子宮		
	手術	非手術	P値	手術	非手術	P値	手術	非手術	P値
早産	4.6% (4/87)	15.6% (5/32)	0.058	5.1%* (4/79)	12.5% (1/8)	NS	0% (0/8)	16.7% (4/24)	NS
低出生体重	4.6% (4/87)	18.8% (6/32)	0.023	5.1% (4/79)	12.5% (1/8)	NS	0% (0/8)	20.8% (5.24)	NS
帝王切開	62.1% (54/87)	34.4% (11/32)	0.006	62.0% (49/79)	62.5% (5/8)	NS	62.5% (5/8)	22.7% (6/24)	0.068
その他				胎盤早期剥離 (2/8)					

*4人の双胎妊娠による早産は除外した.

グを行い,確定診断にはMRIや腹腔鏡を用いてアメリカ生殖医学会の診断に基づいて診断しました.227例の子宮奇形のうち,145例は中隔子宮,56例は双角子宮,12例は単角子宮,14例は重複子宮でした.中隔子宮と双角子宮のうち電話によるフォローアップが可能だった170例について検討しました.

術式については主に,中隔子宮に対しては子宮鏡下中隔切除術,双角子宮に対してはStrassmann法による腹式形成手術が行われました.無作為割り付け試験ではないため,中隔子宮では手術が積極的に行われていました(表3-4).

双角子宮では手術のメリットはありませんでした(表3-5).中隔子宮では手術例の生児獲得率が高い傾向がみられました.術後の不妊症は非手術例と差はありませんでした.術後,早産,低出生体重児が減少し,帝王切開が増加する傾向がありました(表3-6).

現時点で中隔子宮に対する内視鏡下中隔切除術の有用性はありそうですが,RCTではないため,信頼性に限界もあります.欧州でRCTが実施されているようなので結果が期待されます.

9. 子宮奇形の周産期リスク

　Hua らによると，66,956症例の単胎妊娠の調査において203症例（0.3％）が弓状子宮をふくまない子宮大奇形（中隔子宮，単角子宮，双角子宮，重複子宮）を合併しており，子宮奇形をともなう場合は早産，骨盤位，早産域前期破水，帝王切開，前置胎盤，常位胎盤早期剥離，子宮内胎児発育遅延が増加しました（表3-7）[44]．子宮内胎児死亡は増加しませんでした．

　子宮奇形（とくに単角子宮）において早産が多いことの理由として，子宮奇形における子宮筋層の発達不全のため子宮進展不良による子宮体積減少や子宮頸管無力症あるいは頻回の非同調性子宮収縮増加がおこるためと推察されています．また，子宮内胎児発育遅延が増加するのは，異常子宮血流や子宮筋層の発達不全が原因と考えられます．

　ミュラー管発生異常である子宮奇形はしばしばウォルフ管由来の腎尿路系，腎血管系の発生異常を伴うため，尿路感染や結石形成，腎機能障害尿路系合併症がおこる可能性があります．できるだけ非妊娠時に尿路造影検査やCT

表3-7 正常子宮の場合と比較した子宮奇形を持つ女性の妊娠帰結

	子宮奇形% (n = 203)	正常子宮% (n = 66753)	相対危険率 (95 % CI)	補正 OR (95 % CI)
34週未満の早産	14.5	2.6	4.9 (3.5 – 6.8)	7.4 (4.8 – 11.4)
37週未満の早産	39.7	10.4	3.5 (2.9 – 4.1)	5.9 (4.3 – 8.1)
骨盤位	23.6	3.0	7.9 (6.1 – 10.1)	8.6 (6.2 – 12.0)
早産域前期破水	7.0	2.3	3.0 (1.8 – 5.0)	3.2 (1.8 – 5.6)
帝王切開	34.7	16.2	2.1 (1.6 – 2.8)	2.6 (1.7 – 4.0)
前置胎盤	2.8	0.5	5.8 (2.2 – 15.3)	-
胎盤早期剥離	2.0	0.6	3.1 (1.2 – 8.2)	3.1 (1.1 – 8.3)
子宮内胎児発育遅延	12.8	8.4	1.5 (1.1 – 2.2)	2.0 (1.3 – 3.1)
子宮内胎児死亡	1.6	1.0	1.6 (0.5 – 5.0)	-

検査などによる評価が必要です．妊娠の場合は尿路系合併症の発症に注意します．

また単角子宮の場合は非常に稀ですが，副角子宮妊娠の破裂も報告されており，これは患者の生命予後にかかわります[45]．

子宮奇形症例においては子宮内胎児発育遅延など周産期異常の発症を予見して慎重な超音波検査によるフォローが必要です．また，切迫早産症状を呈した場合に早産予防のため，安静，子宮収縮抑制剤投与や胎内感染予防など一般的な早産予防治療が考えられます．しかし，子宮奇形合併妊娠において早産など周産期合併症の予防が可能かどうかは明らかなエビデンスはなく，今後の臨床研究の課題です．妊娠前や妊娠初期に子宮奇形を有する女性に対しては，予想される周産期予後についての情報提供を行うことも大切であり，子宮奇形合併妊娠はハイリスク妊娠のひとつとして慎重な管理が必要です．

文献

1) Chan YY, Jayaprakasan K, Zamora J, et al. The prevalence of congenital uterine anomalies in selected and high-risk populations: a systematic review. Hum Reprod Update 2011; 17(6): 761-771.
2) Letterie GS. Structural abnormalities and reproductive failure: Effective techniques of diagnosis and management. New York: Blackwell Science 1998.
3) Cheng Z, Zhu Y, Su D, et al. A novel mutation of HOXA10 in a Chinese woman with a Mullerian duct anomaly. Hum Reprod 2011; 26(11): 3197-3201.
4) Saravelos SH, Cocksedge KA, Li TC. Prevalence and diagnosis of congenital uterine anomalies in women with reproductive failure: a critical appraisal. Hum Reprod Update 2008; 14(5): 415-429.
5) Fedele L and Bianchi S. Hysteroscopic metroplasty for septate uterus. Obstet Gynecol Clin N Am 1995; 22(3): 473-489.

6) Fedele L, Dorta M, Brioschi D, et al. Pregnancies in septate uteri: outcome in relation to site of uterine implantation as determined by sonography. Am J Roentgenol 1989; 152(4): 781-784.
7) Dabirashrafi H, Bahadori M, Mohammad K, et al. Septate uterus: new idea on the histologic features in this abnormal uterus. Am J Obstet Gynecol 1995; 172(1 Pt1): 105-107.
8) Raga F, Casañ EM, Bonilla-Musoles F. Expression of vascular endothelial growth factor receptors in the endometrium of septate uterus. Fetil Steril 2009; 92(3): 1085-1090.
9) The American Fertility Society. The American Fertility Society classifications of adnexal adhesions, distal tubal occlusion, tubal occlusion secondary to tubal ligation, tubal pregnancies, Müllerian anomalies and intrauterine adhesions. Fertil Steril 1988; 49(6): 944-955.
10) Strassmann EO. Plastic unification of double uterus; a study of 123 collected and five personal cases. Am J Obstet Gynecol 1952; 64(1): 25-37.
11) Buttram VC, Jr, Gibbons WE. Müllerian anomalies: a proposed classification (An analysis of 144 cases). Fertil Steril 1979; 32(1): 40-46.
12) Tompkins P. Comments on the bicornuate uterus and twinning. Surg Clin North Am 1962; 42: 1049-1062.
13) Acien P. Incidence of Müllerian defects infertile and infertile women. Hum Reprod 1997; 12(7): 1372-1376.
14) Fedele L, Dorta M, Brioschi D, et al. Magneticresonance evaluation double uteri. Obstet Gynecol 1989; 74(6): 844-847.
15) Troiano RN, McCarthy SM. Müllerian duct anomalies: imaging and clinical issues. Radiology 2004; 233(1): 19-34.
16) Woelfer B, Salim R, Banerjee S, et al. Reproductive outcomes in women with congenital uterine anomalies detected by three-dimensional ultrasound screening. Hum Reprod 2001; 98(6): 1099-1103.
17) Wu MH, Hsu CC, Huang KE. Detection of congenital Müllerian duct anomalies using three-dimensional ultrasound. J Clin Ultrasound 1997; 25(9): 487-492.
18) Grimbizis GF, Campo R. Congenital malformations of the female

genital tract: the need for a new classification system. Fertil Steril 2010; 94(2): 401-407.
19) Grimbizis GF, Gordts S, Di Spiezio Sardo A, et al. The ESHRE/ESGE consensus on the classification of female genital tract congenital anomalies. Hum Reprod 2013; 28(8): 2032-2044.
20) Fink A, Kosecoff J, Chassin M, et al. Consensus methods: characteristics and guidelines for use. Am J Public Health 1984; 74(9): 979-983.
21) Grimbizis GF, Di Spiezio Sardo A, Saravelos SH, et al. The Thessaloniki ESHRE/ESGE consensus on diagnosis of female genital anomalies. Hum Reprod 2016; 31(1): 2-7.
22) Sugiura-Ogasawara M, Ozaki Y, Katano K, et al. Abnormal embryonic karyotype is the most frequent cause of recurrent miscarriage. Hum Reprod 2012; 27(8): 2297-2303.
23) Ruge P. Fall von Schwangerschaft bei Uterus Septus. Z Geburtschift Gynakol 1884; 10: 141-143.
24) Strassmann P. Die operative vereinigung eines doppelten uterus. Zentralbl Gynakol 1907; 31: 1322-1355.
25) Jones HW, Jones GE. Double uterus as an etiological factor in repeated abortion: indications for surgical repair. Am J Obstet Gynecol 1953; 65(2): 325-339.
26) Sugiura-Ogasawara, M, Ozaki Y, Katano K, et al : Uterine Anomaly and Recurrent Pregnancy Loss. Semin Reprod Med 2011; 29(6): 514-521.
27) Sugiura-Ogasawara M, Ozaki Y, Suzumori N. Müllerian anomalies and recurrent miscarriage. Curr Opin Obstet Gynecol 2013; 25(4): 293-298.
28) Sugiura-Ogasawara M, Ozaki Y, Katano K, et al. Contemporary prevention and treatment of recurrent pregnancy loss. In: Bashiri A, Harlev A, Agarwal A. (eds) Recurrent pregnancy loss. Switzerland: Springer International Publishing 2016; 155-163.
29) Makino T, Umeuchi M, Nakada K, et al. Incidence of congenital uterine anomalies in repeated reproductive wastage and prognosis for pregnancy after metroplasty. Int J Fertil 1992; 37(3): 167-170.

30) Candiani GB, Fedele L, Parazzini F, et al. Reproductive prognosis after abdominal metroplasty in bicornuate or septate uterus: a life table analysis. Br J Obstet Gynecol 1990; 97(7): 613-617.
31) Ayhan A, Yucel I, Tuncer ZS, et al. Reproductive performance after conventional metroplasty: an evaluation of 102 cases. Fertil Steril 1992; 57(6): 1194-1196.
32) Edstom KGB. Intrauterine surgical procedure during hysteroscopy. Endoscopy 1974; 6(3): 175-177.
33) Chervenak FA, Neuwirth RS. Hysteroscopc resection of uterine septum. Am J Obstet Gynecol 1981; 141(3): 351-353.
34) DeCherney A, Russell JB, Graebe RA, Polan ML. Resectoscopic management of Müllerian fusion defects. Fertil Steril 1986: 45; 726-728.
35) Daly DC, Maier D, Soto-Albors C. Hysteroscopic metroplasty: six years experience. Obstet Gynecol 1989; 73(2): 201-205.
36) Goldenberg M, Sivan E, Sharabi Z, et al. Reproductive outcome following hysteroscopic management of intrauterine septum and adhesions. Hum Reprod 1995; 10(10): 2663-2265.
37) Grimbizis G, Camus M, Clasen K, et al. Hysteroscopic septum resection in patients with recurrent abortions or infertility. Hum Reprod 1998; 13(5): 1188-1193.
38) Lee R, Hickok LR. Hysteroscopic treatment of the uterine septum: a clinician's experience. Am J Obstet Gynecol 2000; 182(6): 1414-1420.
39) Patton PE, Novy MJ, Lee DM, et al. The diagnosis and reproductive outcome after surgical treatment of the complete septate uterus, duplicated cervix and vaginal septum. Am J Obstet Gynecol 2004; 190 (6): 1669-1678.
40) Kormanyos Z, Molar BG, Pal A. Removal of a residual portion of uterine septum I women of advanced reproductive age: obstetrics outcome. Hum Reprod 2006; 21(4): 1047-1051.
41) Sugiura-Ogasawara M, Ozaki Y, Kitaori T, et al. Midline uterine defect size correlated with miscarriage of euploid embryos in recurrent cases. Fertil Steril 2010; 93(6): 1983-1988.
42) Ghi T, De Musso F, Maroni E,et al. The pregnancy outcome in wom-

en with incidental diagnosis of septate uterus at first trimester scan. Hum Reprod 2012; 27(9): 2671-2675.
43) Sugiura-Ogasawara M, Lin BL, Aoki K, et al. Does surgery improve live birth rates in patients with recurrent miscarriage caused by uterine anomalies? J Obstet Gynaecol 2015; 35(2): 155-158.
44) Hua M, Odibo AO, Longman RE, et al. Congenital uterine anomalies and adverse pregnancy outcomes. Am J Obstet Gynecol 2011; 205(6): 558.e1-558.e5.
45) Nahum GG : Rudimentary uterine horn pregnancy. The 20th-century worldwide experience of 588 cases. J Reprod Med 2002; 47(2): 151-163.

4 胎児（胎芽）染色体異常流産

1. 胎児（胎芽）染色体異常の頻度

　女性の加齢とともに不妊症と流産の頻度は上昇します（図4-1）[1,2]．加齢によって不妊症，流産が増加する主な原因は，卵子の染色体数的異常です．胎生学では妊娠10週以降を胎児，妊娠10週未満を胎芽と呼びます．流産の90％以上は妊娠10週未満の早期に起こるため胎芽染色体異常と呼ぶのが適切です．卵母細胞は胎生期に作られ，出生後に形成されません．胎生期に最大数700万個が存在し，出生時にはアポトーシスによって200万個まで減少し，思春期には20-30万個，閉経の50歳頃には数千個に減少します（図4

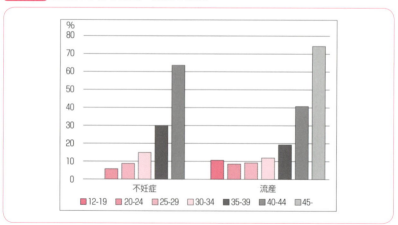

図4-1　加齢による不妊症・流産の頻度

不妊症の頻度 Menken, et al. Science 1986; 233(4771): 1389-1394.
流産の頻度 Andersen, et al. BMJ 2000; 320(7251): 1708-1712.

−2)[3]. しかし，日本女性は合計特殊出生率1.4なので卵子は1～2個あればこと足ります．

胎児（胎芽）染色体数的異常は散発流産の50～70％にみられ，頻度の幅は女性の年齢に依存します．習慣流産では正常胎児が流産するのであって，度重なる染色体数的異常のような"偶然"はみられないと長い間考えられてきました．1996年にCoulamらは習慣流産における胎児染色体異常に初めて着目し，散発流産と同等の異常率であると報告しました[4]．

私たちは2000年に，反復流産（2回以上）の集団では散発流産と比較して有意に胎児正常流産の頻度が高いことを示しました（表4−1）[5]．Cou-

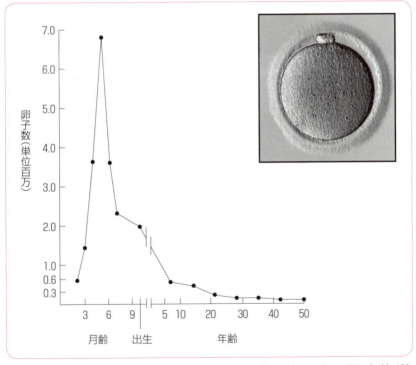

図4−2 女性の年齢と卵母細胞の数

Zuckerman S. Rec Prog Horm Res 1951; 6: 63-109.

表4-1 散発流産と反復流産における胎児（胎芽）染色体異常頻度の比較

胎児（胎芽）染色体核型	散発流産 n = 114	反復流産 n = 234
正常	23.7 %	48.7 %*
異常	72.3 %	51.3 %
トリソミー	72.3 %	52.5 %
ダブルトリソミー	0 %	5.8 %*
モノソミー	5.7 %	4.2 %
三倍体	16.1 %	15.0 %
その他	5.7 %	22.5 %*

Sugiura-Ogasawara, et al. Fertil Steril 2000; 73(2): 300-304.
＊：$p < 0.05$

lam らの結果との違いは既往流産回数，年齢などの背景の違いによります．

　この研究では反復流産（2回以上）の集団でも 51.3 % に数的異常を認め，トリソミー（trisomy）が最も多く 52.5 %，三倍体（triploidy）が 15.0 %，モノソミー 45,X が 4.2 % の頻度でした．この研究では夫婦染色体均衡型転座の症例も加えたため，その他が 22.5 % と多くみられました．ダブルトリソミー（double trisomy）が有意に高頻度であり，反復流産の患者さんが数的異常を起こしやすい体質を持つことが推定されます．

　既往流産回数が増えるに従って生産率は低下し，染色体異常も減少しました（図4-3）．8回以上では夫婦均衡型転座に起因する不均衡型しかみられませんでした．胎児染色体異常がみられたときは胎児染色体正常であった時よりも次回妊娠における出産率は有意に高率でした（62 % vs 38 %，オッズ比 2.6）．胎児染色体異常は次回妊娠の予後良好因子でした．言い換えれば，胎児染色体異常が見られたら，正常な受精卵は必ず存在するため，確率の問題であり，出産可能ということです．

　不育症は一般的に 50 % 以上が原因不明とされています[6]．私たちの 1,676 組を調べた研究でも 69 % が原因不明でした（図4-4左）[7]．胎児染色体を調べた 482 組の原因分布では 41 % が胎児染色体数的異常に起因することが

図4-3 既往流産回数別出産成功率と流産児の胎児染色体異常の割合

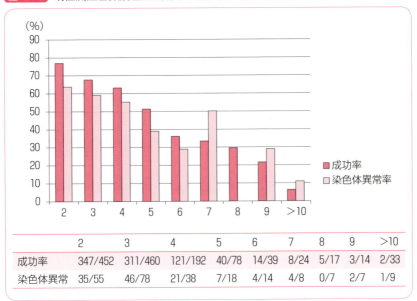

	2	3	4	5	6	7	8	9	>10
成功率	347/452	311/460	121/192	40/78	14/39	8/24	5/17	3/14	2/33
染色体異常	35/55	46/78	21/38	7/18	4/14	4/8	0/7	2/7	1/9

Ogasawara, et al. Fertil Steril 2000; 73(2): 300-304.

図4-4 不育症の原因頻度

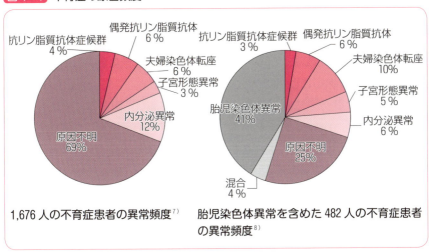

1,676人の不育症患者の異常頻度[7]　　胎児染色体異常を含めた482人の不育症患者の異常頻度[8]

図4-5 流産絨毛の常染色体における数的異常の頻度

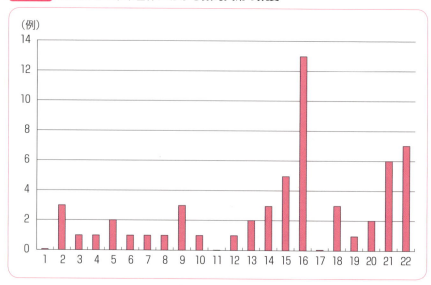

Ogasawara, et al. Fertil Steril 2000; 73(2): 300-304.

わかりました（図4-4右）[8]．胎児染色体が正常核型の真の原因不明は25％に留まりました．2回以上の胎児染色体核型分析が実施された約70％の症例において，胎児染色体異常は異常を，正常流産では正常を反復することも明らかになりました．適切に精査されれば胎児染色体数的異常は最も頻度の高い原因であることがわかります．

　胎児染色体G分染法は保険適用がないこともあり，臨床家に検査の意義が理解されていません．不育症患者が原因精査のために当院に来院したときには流産が終了した後であることが多いため胎児染色体数的異常は原因不明に含まれることになります．流産に高頻度でみられる45,Xを除く数的異常の染色体番号を図に示しました（図4-5）[5]．16番，22番，21番の順に高頻度にみられます．

　体外受精によって得られた胚盤胞を生検して染色体を網羅的に調べた着床前スクリーニングの研究では，胚盤胞の段階ではモノソミーとトリソミーが

図 4-6 　加齢とともに胚盤胞の染色体数的異常率は増加する

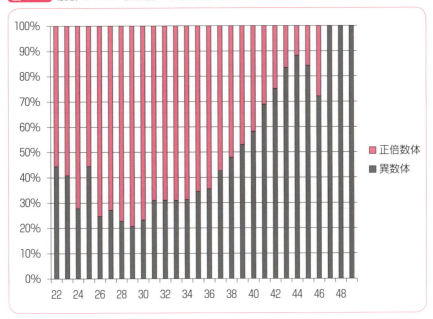

Franasiak, et al. Fertil Steril 2014; 101(3): 656-663 をもとに作成.

同率に存在することがわかりました[9]．一般的に染色体や遺伝子は重複よりも欠失のほうが重症と考えられています．流産では 45,X を除くモノソミーはみられないことから，モノソミーは着床しないで不妊症として淘汰されることになります．

　15,169 個の胚盤胞を調べた結果，加齢とともに染色体数的異常は増加し，64％は 1 か所，20％は 2 か所，16％は 3 か所に異常がみられました（図 4-6）[9]．良好胚を戻しても妊娠しない場合を着床障害と言われていますが，胚盤胞でさえ染色体異常の頻度がこれだけ高いのだから，多くは胎児側の異常であることが推測されます．

　比較ゲノムハイブリダイゼーション法（comparative genomic hybridization: CGH 法）によるさらに詳細な解析やエピゲノム異常を含めるとさらに胎児異常による流産の頻度は大きいと推測されます[10,11]．胎児遺伝子異

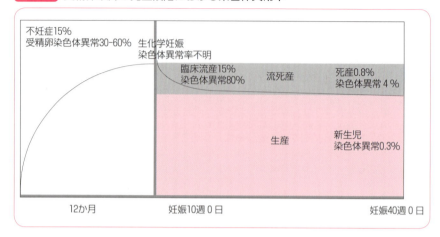

図4-7 受精卵以降の発生段階における染色体異常率

常による不育症は報告されていませんが，可能性はあります．

　新生児の0.3％に染色体数的異常が見られます（図4-7）．臨床流産は妊娠の15％であり，妊娠早期ほど頻度が高く，90％以上が妊娠10週以前に起こります．アレイCGH法など最新の遺伝技術を用いた解析では初期流産の80％以上が数的異常に起因することがわかってきました．日本では死産の定義は妊娠12週以降の児の死亡であり，死産の頻度は0.8％です．妊娠早期ほど染色体異常の頻度が多いことがわかっています．生化学妊娠では胎児染色体検査をすることはできませんが，この法則性から，染色体異常が相当多くを占めていることが推測できます．

2. 胎児（胎芽）染色体数的異常の発生機序

第1減数分裂　Meiosis I

　始原生殖細胞は胎生3週頃にあらわれ，約20回の体細胞分裂の後に卵祖細胞（卵原細胞）となります．その後2回の減数分裂によって一つの卵子が形成され，残りは極体となります（図4-8）．

図4-8 卵子発生

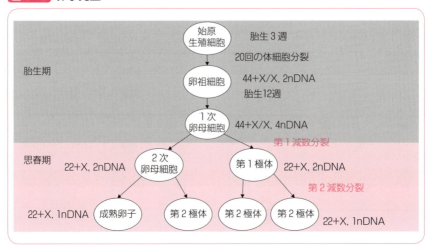

　胎生初期，卵子形成の第1減数分裂前期（Prophase）において，DNA複製（replication）後の姉妹染色体（sister chromatid）は相同染色体同士が対合し（pairing），組換え（recombination）が起こります（図4-9）[12]．この期間は第1三半期間（first trimester）に相当します．その後，思春期まで長い停止期（dictyate arrest）に入ります．第2三半期間（second trimester）頃に卵胞は形成され，パラクライン（paracrine），エンドクラインシグナル（endocrine signal）によるコントロールを受けて卵胞が成熟します．思春期以降にLH（Luteinizing hormone）サージをトリガーとして減数分裂が再開され，染色体が分離（disjunction）されます．この時，母由来染色体と父由来染色体はランダムに娘細胞に分離されるため2の23乗とおりの遺伝情報の多様性が発生します．全染色体で50ヵ所程度の組換え（交差）によってさらに多様性を生じます．この組換え部分はキアズマ（chasmata）と呼ばれ，相同染色体の接着に関与します．

第2減数分裂　Meiosis II

　染色体分離後には細胞質分裂が起こりますが，卵形成においては二次卵母

図4-9

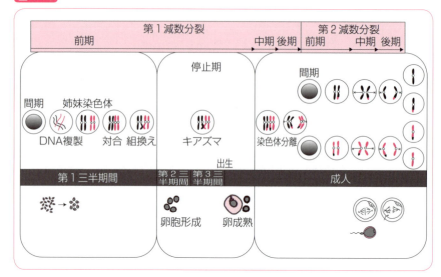

細胞がほとんどすべての細胞質を受け継ぎ，他方は第1極体となります．第2減数分裂ではDNA複製は行われず，染色体が分配され卵子が形成され，他方は第2極体となります．排卵した卵子は第2減数分裂中期で停止し，受精が成立したときのみ第2減数分裂後期（anaphase）が始まり第2減数分裂が完了します．

卵子形成は4段階を経て行われます（図4-9）．

1. 減数分裂との関与（妊娠8-10週頃）
2. 卵胞形成（第2三半期間）
3. 卵母細胞は85日かけて成長し，排卵に到達する（性成熟期）
4. 受精が成立することによって第2減数分裂が完了する

3. 女性の加齢とともに染色体数的異常が増加する機序

　母親の年齢が上昇すると染色体数的異常によるダウン症候群の児が生まれる確率は増加することが知られています（図4-10）．35歳で1/300であり，羊水検査による合併症（主に流産）の頻度0.3％と同じであることから35歳以上の女性が羊水検査の適応とされています．同様に流産や受精卵の染色体異常の頻度も高齢女性で高いことがよく知られています．

コヒーシン　Cohesin

　加齢により停止期が長いほど染色体数的異常が増加し，主に第1減数分裂において分配エラーが発生します[12]．また，体細胞分裂では1％以下のエラーが卵母細胞では10-30％起こっていることもわかってきました．

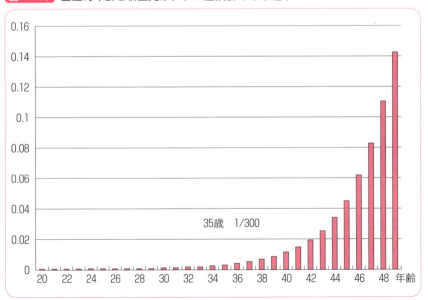

図4-10　出産時年齢と新生児がダウン症候群である確率

図4-11 体細胞分裂と減数分裂の違いとコヒーシンの役割

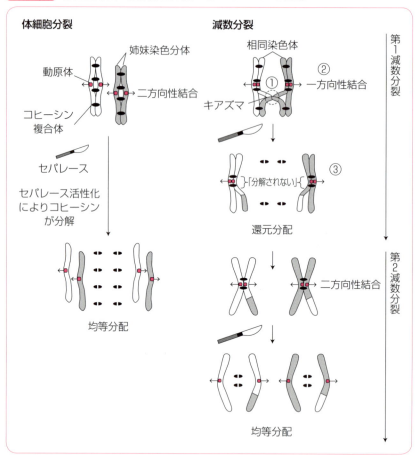

①キアズマによって相同染色体が結合
②姉妹染色体の動原体は一方向性結合する
③動原体部分のコヒーシンはシュゴシンに守られ分解されない

　細胞周期のDNA合成期（S期）に複製された姉妹染色体はコヒーシン蛋白質複合体によって接着します．コヒーシン複合体は2つのSMC（structural maintenance of chromosome）サブユニット（Smc1とSmc3）からなるリング状構造を形成し，姉妹染色体をリング内に抱え込むことで接

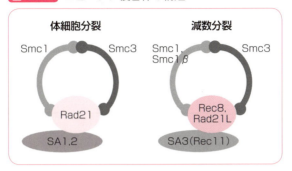

図4-12 コヒーシン複合体の構造

着します（図4-11）．しかし体細胞分裂と減数分裂ではコヒーシンの構成成分が異なります（図4-12）．

STAG3（Stromal antigen 3）はコヒーシンを構成し，胎生初期の卵巣のみに発現する減数分裂特異的遺伝子です．stag3欠失マウスは卵子形成が発生初期に止まり不妊であり[14]，ヒトではSTAG3欠失によって家族性卵巣不全症候群を起こすことが報告されています[15]．REC8（Recombination protein）はシナプトネマ複合体を形成し，組換えを促進して，シュゴシン，MEIKIN蛋白をリクルートしてセントロメアの接着保護をするとともに動原体の一方向性も保ちます（図4-13）[16,17]．MEIKIN（meiosis specific kinetochore protein）はマウスの生殖細胞より第1減数分裂において特異的に発現および局在する新規の動原体蛋白質であり，ノックアウトマウスの解析から，meikinが動原体の一方向性の結合および動原体の接着において重要な役割を担うことがわかりました（図4-13）[18]．

体細胞分裂ではセパレースが活性化されるとコヒーシンを分解し，姉妹染色体の接着が離れて，スピンドル微小管が動原体を捕らえてそれぞれが反対側に分配されます（図4-11）．

減数分裂において染色体が複製されると同時に減数分裂特異的コヒーシンによって姉妹染色体は接着します[13]．引き続き，相同染色体の組換えが起こり，形成されたキアズマによって対合します（図4-11①）．セパレースによってコヒーシンが分解されても動原体部分のコヒーシンは分解されずに，

図 4-13

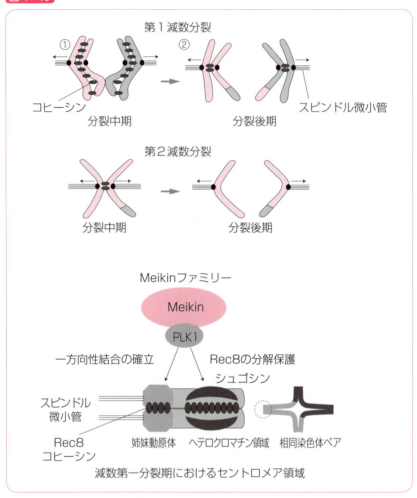

① 染色体に結合し、Smc3 がアセチル化を受ける．DNA 複製に依存して、アセチル化コヒーシンにソロリンが結合し、姉妹染色体接着が完成する．
② 分裂期にはソロリンのリン酸化により、接着は部分的に解除される．
Rec8 はシュゴシン、MEIKIN 蛋白をリクルートし、セントロメアの接着を保護する．
③ Rec8 は動原体の一方向性も保証する．
④ Rec8 はシナプトネマ複合体の形成、組換えも促進する．

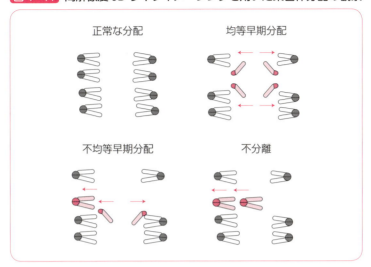

図 4-14 高解像度 3D ライブイメージングを用いた染色体分配の観察

スピンドル微小管が姉妹染色体の動原体をひとまとめにとらえて反対局に分配されます（**図 4-11** ②）．第 2 減数分裂ではセパレースによって残っていたコヒーシンが分解され，姉妹染色体が反対局に分配されます．

つまり姉妹染色体の接着保護，動原体の一方向性を制御しているのがコヒーシンです．減数分裂停止期において新たなコヒーシンが作られることはなく，年齢依存性に染色体上から消失することが報告されています[19]．

高解像度 3D ライブイメージングを用いて老化マウスの減数分裂を観察すると，染色体分配異常の起きた卵母細胞の 80％ に早期分配が起こっており，第 1 減数分裂の二価染色体が形成されるべき時期に一価染色体が形成されていました（**図 4-14**）[20]．老化した卵母細胞では二価染色体の接着が緩んでいることが示唆されました．ヒトの高齢女性の卵母細胞でも同様の早期分離が観察されたことから，染色体早期分離が染色体分配異常の原因と推測されています．

卵母細胞では紡錘体の 2 極を限定する中心体が存在しない

体細胞や精母細胞では分裂前期から中心体が 2 つ存在し，微小管重合の活性中心として紡錘体の両極となるのに対し，卵母細胞では中心体が存在せず，微小管形成中心を 80 個もち，紡錘球を形成し，第 1 減数分裂の進行とともに集まり，二極性を形成します[21]．

染色体分配を制御するチェックポイント

染色体を正常に分配するために動原体―微小管接続が正しく形成されるまで染色体分配を遅延させる紡錘体チェックポイント機構が存在します．

コヒーシンを分解するセパレースの活性はセキュリンにより制御されています．後期促進複合体（anaphase-promoting complex: APC）活性化によりセキュリンが分解されるとセパレースが活性化され，コヒーシンが分解されます．

体細胞では，微小管と接続していない動原体が一つでも存在すると，その動原体では有糸分裂チェックポイント複合体（mitotic checkpoint complex: MCC）が増加して APC 活性化を阻害することでセキュリンによる制御を維持する "紡錘体チェックポイント（spindle assembly checkpoint: SAC）" が機能して染色体分配が遅延します（図 4-15）．

一方，卵母細胞では紡錘体チェックポイントが APC 活性化を介して，染色体数的異常を予防する "紡錘体チェックポイント" が存在しますが，SAC を抑制すると，動原体-微小管接続を誤った染色体がいくつか存在しても染色体分配が起こることがマウスの実験で示されました[22]．

オーロラキナーゼによるリン酸化と PP1，PP2A ホスファターゼによる脱リン酸化

オーロラキナーゼ（aurora kinase）は動原体蛋白質をリン酸化して動原体-微小管接続を不安定化させ，PP1，PP2A ホスファターゼは脱リン酸化して動原体-微小管接続を安定化させます．

体細胞では，微小管によって動原体が引っ張られオーロラキナーゼが動原

図4-15 体細胞分裂における紡錘体チェックポイント

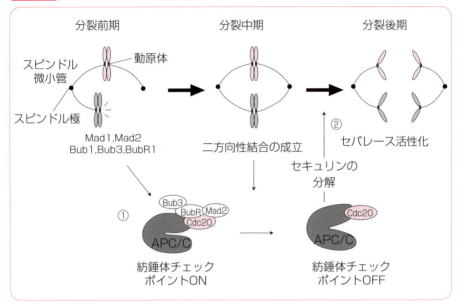

①紡錘体チェックポイントは接着していない動原体で活性化して染色体分配を遅らせる．
②分裂中期において姉妹染色体がすべて赤道面に並ぶと紡錘体チェックポイントが不活化されて，APC/Cを介した染色体分配が開始される．

体からかい離することと，微小管による張力によって動原体蛋白質のリン酸化レベルが安定しています[23,24]．

マウスの卵母細胞では染色体の分配される数時間前に動原体が紡錘体の両極に引っ張られ，動原体と微小管接続は遅れて安定化します[25]．第1減数分裂では体細胞分裂よりもオーロラB/Cキナーゼがより動原体付近まで局在し，リン酸化レベルは動原体が引っ張られる時期にも高く維持されていました[26]．動原体が引っ張られる時期から動原体-微小管接続が安定化するまでの間には間違った動原体-微小管接続が増加しましたが，オーロラB/Cキナーゼ阻害剤によって正しい動原体-微小管接続のみが増加しました．

ヒトでの証明はまだ少ないですが，卵子形成において染色体数的異常が多い機序が少しずつわかってきました．

4. 原因不明不育症の妊娠帰結

アレイCGH法などの最新技術を用いると，流産の80％以上に微細欠失などを含む胎児染色体異常を確認できます．仮に80％として，胎児染色体異常をn回繰り返している確率は $(0.8)^n$ と推定できます．平均3回流産歴をもつ習慣流産集団の約51％は胎児染色体異常に起因すると推定され，実際に不育症において41％が胎児染色体数的異常に起因します[11]．しかし，一般臨床で過去の流産において胎児染色体数的異常が確認されている症例は少ないのが実情です．「原因不明」には胎児染色体数的異常に起因する患者と真の原因不明が混在しています．

原因不明不育症に対する確立された治療法はありません．しかし原因不明でも薬剤投与することなく，既往流産2回80％，3回70％，4回60％，5回50％が次回妊娠において出産可能であり，累積生産率は85％です（図4-16）[7,27]．胎児染色体異常による流産だった場合の次回妊娠による出産はこれより少し良好で，胎児染色体正常だと少し低下します[5]．この生産率は平均的な年齢の女性に当てはまり，昨今の高齢女性にあてはまるわけではありません．

40歳代女性の自然妊娠による生児獲得率は精査後初回妊娠で58.1％，累積65.1％です[28]．生産率が意外と良好なのは，40歳代では予後良好因子である胎児染色体数的異常が原因のことが多いためと思われます．頑張ってみる価値はあるということです．

生児獲得率は年齢と既往流産回数が重要な要因です．次回生児獲得率（Ps）と累積生産率（Pc）は下記の計算式で推定できます．

$$\text{Logit}(Ps) = 3.964 - 0.0652 \times (年齢) - 0.408 \times (既往流産回数)$$
$$\text{Logit}(Pc) = 6.806 - 0.1130 \times (年齢) - 0.514 \times (既往流産回数)$$

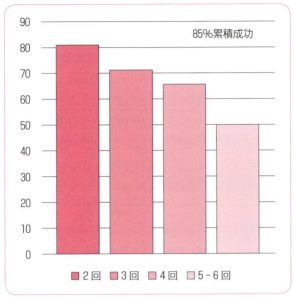

図4-16 薬剤投与のない原因不明患者の生児獲得率

Katano K, Sugiura-Ogasawara M, et al., Fertil Steril 2013.

5. 不育症診療の Evidence-Practice gap

　現在でも原因不明不育症に対して特別な治療をしなくても出産できることが患者に説明されていないまま，エビデンスのない治療が自費診療として実施されるという現状があります．

　かつては習慣流産に対する夫リンパ球を用いた免疫療法は1980年代から20年間以上，世界中で実施されました．もともとは1981年に夫婦間のHLA抗原の型が類似した4組の患者に対し白血球輸血を行い出産に成功したという報告がされたことです[29]．胎児は半分は非自己の抗原を持ち，HLA型の一致率が高いと免疫学的拒絶が起こることで流産するという仮説に基づいた報告でした．当時は誰もが3回連続流産した人は次回100％流産すると

思い込んでいました．

　3回以上連続する場合は習慣流産と定義されており，1990年代には名古屋市立大学病院では2回連続流産の患者に対しては妊娠4週から入院しTender loving careを行ってきました．しかし免疫療法を行わなくても80％が出産しており，3回以上原因不明を適応として実施している免疫療法が本当に有効なのか，当時既に疑問視する声もありました．

　1999年に夫リンパ球と生理食塩水の無作為割り付け試験によって，免疫療法の有効性は否定されました[30]．名古屋市立大学病院ではその報告以前に3回以上の原因不明習慣流産に対する免疫賦活剤ok-432（ピシバニール）を用いた免疫療法を行い[31]，免疫賦活剤ok-432は夫リンパ球と同程度の生産率であることを報告しており，夫リンパ球が無効とすれば，ok-432は習慣流産に対する有効性が期待できないことになります．

　2000年以降，原因不明習慣流産に対する有効な治療法がなくなり，抗リン脂質抗体症候群に対するアスピリン，ヘパリン療法が原因不明症例にも実施されたことが推測されます．2010年にはアスピリン単独療法，アスピリン・ヘパリン併用療法，プラセボによる無作為割り付け試験が実施され，有効性は否定されました[32]．

　「治療を受けても受けなくてもあなたの生産率は70％です」，あるいは「その治療に関して，ヒトを対象とした臨床試験は実施されていません」という正確な情報が提供されないまま，治療を受けている患者は少なくありません．適応外使用であるため，「ヒトを対象とした医学系研究に関する倫理指針」に基づいて，倫理委員会への申請と同意書の取得が必要です．

6．子宮内容除去術と待機療法

　流産した絨毛の染色体をG分染法を用いて調べます．絨毛の培養をするため，無菌操作が必要であり，子宮内容除去術を行います．

　不育症の患者さんは手術がつらかったという方が多いため，自然排出を待

つ待機療法も選択肢と思われます．手術による子宮穿孔，麻酔の合併症，感染症などの合併症頻度は手術よりも少なく，出血期間はやや長いものの，待機療法（保存療法）は安全に行うことができます[33]．ただし，緊急手術の頻度と輸血の必要性（1.4 %）は待機療法の場合に高いため，突然の出血，下腹痛に対処できるような説明と緊急時に対応可能かどうか，医師との話し合いが必要です．また，自然排出された内容物は腟内細菌にさらされており，胎児染色体検査ができません．不育症の最大頻度の原因がわからないことになり，不育症の原因精査を希望する人にはお勧めできません．

子宮内容除去術には胎盤鉗子を用いた方法と吸引法があります．吸引法は稀に空気塞栓症のリスクがありますが，子宮穿孔や遺残のための再手術，子宮内膜損傷のリスクが少ないため，世界保健機構（World Health Organization: WHO）は吸引法を推奨しています．吸引キット（Manual vacuum aspiration: MVA）を用いると安全に清潔に絨毛を採取して染色体検査ができます[34]．

流産の反復や手術によって不妊症になることが懸念されていますが，妊娠後に不妊になる理由には加齢の影響があり，それが流産や手術が原因であることは証明されていません．習慣流産後に 5.8 年間電話による経過観察をして，不妊症であった頻度は 4.6 %との報告があります[35]．

7. 着床前スクリーニングは生児獲得に貢献するのか？

現在，原因不明習慣流産を適応とした着床前スクリーニング（preimplantation genetic screening: PGS）が欧米では広く行われています．欧州生殖医学会（ESHRE）の登録調査 PGD Consortium によれば，Data collection XIII までに習慣流産を適応とした PGS が 1,718 人，3,352 周期登録されていました[36]．

ESHRE Data collection XIII では分娩数の記載があり，採卵あたりの生産率は 21.7 %（90/415）であり，流産率は 4.3 %（18/415）でした（表 4-2）．

表4-2 原因不明習慣流産に対する着床前スクリーニングと自然妊娠による生児獲得率の比較

	受精卵スクリーニング					自然妊娠	
	Wilding M	Platteau et al.		Munne S		ESHRE	Sugiura-Ogasawara M
		37歳未満	37歳以上	35歳未満	35歳以上		既往流産5回 40歳以上
患者数	48	25	24	21	37		78　　　　　43
年齢	35.4	31.5	40.2	32.6	39.5	36	32.5　　　40歳以上
既往流産回数	3.7	4.5	4.9	3.7	4.1		5　　　　　2.9
方法	FISH法	FISH法		FISH法		FISH法	
妊娠		9	1			90 (分娩)	
流産率				23%	12%	4.3% (18/415)	
生産率	45.8%	36%	4.2%	47.6%	40.5%	21.7%採卵あたり	51.3%　　58.1%
	F&S 2004[38]	F&S 2005[37]		F&S 2005[39]		Hum Reprod 2015[36]	F&S 2000[5]　AJRI 2009[28]

既往流産回数が不明なので生産率は評価できませんが，流産は減少するようです．しかし，採卵の合併症，通院，費用負担を強いられながら74％が妊娠していないことも着目すべきです．

　Platteauらの報告によると平均4.5回流産歴のある25人の原因不明習慣流産患者にPGSを行い，妊娠継続例は36％でした[37]．他の報告でも自然妊娠の生産率におよびません[38, 39]．

　名古屋市立大学病院のデータでは過去5回流産歴のある患者の51％が次回自然妊娠で出産できています[5]．現時点で既往流産，年齢などの要因をRCTは実施されていないため，原因不明習慣流産に対するPGSの有用性は不明確です．原因不明には胎児が正常の原因不明が含まれているため，臨床研究において既往流産において胎児染色体数的異常が確認されている症例を対象とすることが重要です．

　着床前診断は遺伝性疾患を避けるという利点は明白ですが，生産率改善について明らかでないまま世界中に広がりました．2007年には平均年齢38歳，不妊期間4年の体外受精を実施している高齢不妊患者を対象としてRCTが行われ，PGS群と非PGS群の出産率は24％と35％であり，PGSを行うことで生産率が低下することが示されました（**表4-3**）[40]．原因は生検による侵襲によって妊娠率が低下したと思われました．2011年に発表されたメタ解析でもPGSは体外受精の妊娠率を低下させることが示され，欧州ヒト生殖医学会，米国生殖医学会はPGSを臨床的に行わないように声明を出し

表4-3 高齢不妊女性に対する着床前スクリーニング

	PGS+体外受精（206）	体外受精（202）
年齢	38.0（1.7）	37.9（1.6）
初産	67％	61％
不妊期間	4.1（3.1）	3.8（2.5）
生産率	24％（49）	35％（71）
流産率	18％	18％

Mastenbroek, et al. N Engl J Med 2007; 357(1): 9-17.

図 4-17 ESHRE PGD consortium data collection による PGD/PGS 周期数の年次推移

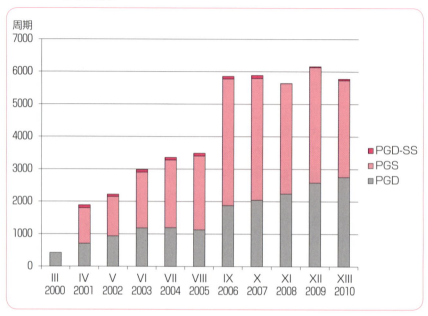

ました[41]．2006 年に最大を示した PGS 周期数が減少に転じました（図 4-17）．

　最近になってようやく生産率が改善するという RCT が散見されるようになりました．体外受精では 2 個胚移植をして 67.5% の生産率が，PGS を加えると 84.7% に上昇するというものです（図 4-18）[42]．

　PGS 発表当初用いられた FISH 法では限られた染色体の過不足を診断するのに対し，アレイ CGH 法や次世代シークエンス法では網羅的に調べることができるため診断技術が向上しました（図 4-19, 20）．しかし，生産率に貢献したのは診断技術よりも生検の方法と考えられています．割球生検では生検をしない胚より生児獲得率は低下しましたが，胚盤胞の栄養外胚葉細胞生検では生検なしの胚と同等であることが証明されました（図 4-21）[43]．

　しかし，よく見ると体外受精の妊娠率自体が高く，17 個の卵子が採取で

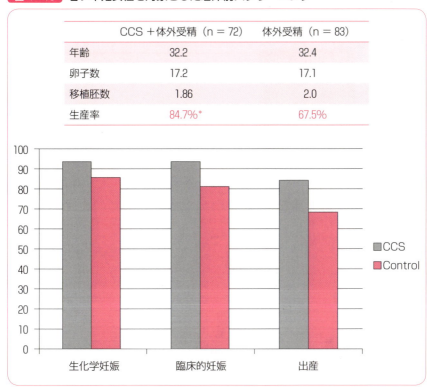

図 4-18 若い不妊女性を対象とした着床前スクリーニング

CCS: comprehensive chromosome screening
Scott RT Jr, et al. Fertil Steril 2013; 100 (3): 697-703.

きる予後良好群を対象としています．別の論文では，1つの胚を移植したPGS周期と2つの胚を移植した周期の生産率が同等であり，2つの胚移植では双胎が増加して周産期予後が悪かったことが示されました（表4-4）[44]．これも凍結して次周期に移植すれば同等の生産率が期待できるでしょう．いずれも同じ施設による予後良好集団を対象とした研究成果です．今のところPGSは，若くて多数の卵子が採取できる人の出産率がよくなるということであり，出産できない人が出産できるようになることが証明されているわけではありません．メリットは「選ぶことのできる人が少し早く出産できる」

図4-19 FISH法，次世代シークエンス法

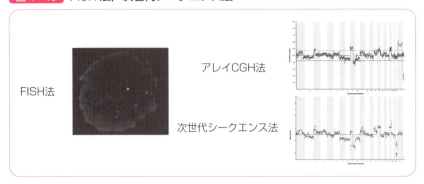

図4-20 アレイCGH法の原理

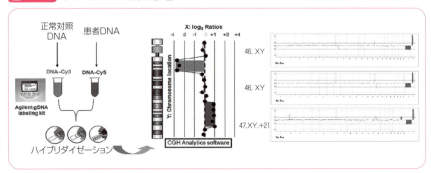

患者DNAをCyamin-5で標識し，正常男性DNAをCyamin-3で標識する．レーザーに反応するとCy5は赤色のCy3は緑色の傾向を発色する．これらの蛍光が同じ量であれば中間色の黄色を発色する．あるスポットが緑に傾いていれば，患者のその領域のコピー数が減少していることになる．2色の蛍光強度を対数表示する．

ことでしょうか．

8. 胎児染色体異常関連遺伝子

2009年に染色体不分離に必要なシナプトネマ複合体をコードするsynaptonemal complex protein 3 (*SYCP3*) 遺伝子変異が習慣流産患者26人

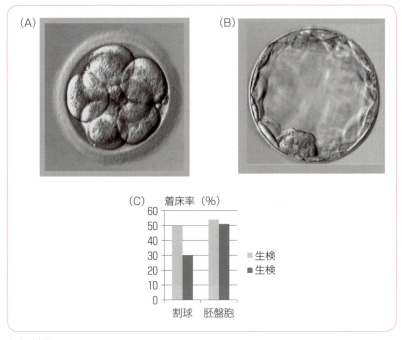

図4-21 割球生検と胚盤胞の栄養外胚葉細胞生検の比較

(A) 割球
(B) 栄養外胚葉細胞
(C) 胚盤胞の栄養外胚葉細胞生検では生検なしの胚の生児獲得率と同等．割球生検では生検なしの胚より生児獲得率は低下した．

Scott RT Jr, et al. Fertil Steril 2013; 100(3):624-630 を参照して作成．

中2人（7.7％）に発見されました[45]．もしその結果が正しければ，夫婦染色体転座と同等の頻度の原因を占めることになります．そこで追試を行いました．原因不明習慣流産患者101人中ひとり，対照82人中ひとりにexon8 657T＞C変異を認めましたが，6回流産した患者の2回の過去の絨毛染色体は46,XXと46,XYであったことからこの変異は染色体異常流産と関係しない遺伝子多型と考えられました（図4-22）[46]．しかし，反復流産の集団に散発流産ではみられないダブルトリソミーが5.8％みつかったことから，胎児染色体異常を起こしやすい遺伝子が存在すると考えています[5]．

表4-4 着床前スクリーニングと2受精卵移植の比較

	PGS+ 体外受精 (n = 89)	2 ET 体外受精 (n = 86)	P値
年齢	35.1 (3.9)	34.5 (4.7)	NS
No. of blastcysts	5.8 (3.6)	5.3 (3.0)	NS
移植胚数	1	2	
生産率	68.5 %* (61)	72.1 % (62)	NS
多胎率	1.6 % (1/61)	47 % (29/62)	P < 0.0001
低出生体重率	11.3 % (7/62)	39.1 % (36/92)	0.002
NICU 入院	11 % (7/61)	26 % (16/62)	0.04

Forman EJ, et al. Am J Obstet Gynecol 2014; 210(2): 157e1-157e6.

図4-22 若い不妊女性を対象とした着床前スクリーニング

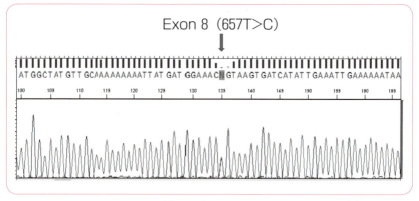

Mizutani, et al. Hum Reprod 2011; 26(5):1259-1266.

文献

1) Menken J, Trussell J, Larsen U. Age and infertility. Science 1986; 233 (4771): 1389-1394.
2) Anderson AMN, Wohlfahrt J, Christens P, et al. Maternal age and fetal loss: population based register linkage study. BMJ 2000; 320(7251): 1708-1712.

3) Zuckerman S. The number of oocytes in the mature ovary. Rec Prog Horm Res 1951; 6: 63-109.
4) Stern JJ, Dorfmann AD, Gutiérrez-Najar AJ, et al. Frequency of abnormal karyotypes among abortuses from women with and without a history of recurrent spontaneous abortion. Fertil Steril 1996; 65(2): 250-253.
5) Ogasawara M, Aoki K, Okada S, et al. Embryonic karyotype of abortuses in relation to the number of previous miscarriages. Fertil Steril 2000; 73(2): 300-304.
6) Branch DW, Gibson M, Silver RM. Clinical Practice: Recurrent miscarriage. N Engl J Med 2010; 363(18): 1740-1747.
7) Sugiura-Ogasawara M, Ozaki Y, Kitaori T, et al. Midline uterine defect size correlated with miscarriage of euploid embryos in recurrent cases. Fertil Steril 2010; 93(6): 1983-1988.
8) Sugiura-Ogasawara M, Ozaki Y, Katano K, et al Abnormal embryonic karyotype is the most frequent cause of recurrent miscarriage. Hum Reprod 2012; 27(8): 2297-2303.
9) Franasiak JM, Forman EJ, Hong KH, et al. The nature of aneuploidy with increasing age of the female partner: a review of 15,169 consecutive trophectoderm biopsies evaluated with comprehensive chromosomal screening. Fertil Steril 2014; 101(3): 656-663.
10) Schaeffer AJ, Chung J, Heretis K, et al. Comparative genomic hybridization-array analysis enhances the detection of aneuploidies and submicroscopic imbalances in spontaneous miscarriages. Am J Hum Genet 2004; 74(6): 1168-1174.
11) Hanna CW, McFadden DE, Robinson WP. DNA methylation profiling of placental villi from karyotypically normal miscarriage and recurrent miscarriage. Am J Pathol 2013; 182(6): 2276-2284.
12) Nagaoka SI, Hassold TJ, Hunt PA. Human aneuploidy: mechanisms and new insights into an age-old problem. Nat Rev Genet 2012; 13(7): 493-504.
13) Watanabe Y. Geometry and force behind kinetochore orientation: lessons from meiosis. Nat Rev Mol Cell Biol 2012; 13(6): 370-382.

14) Prieto I, Suja JA, Pezzi N, et al. Mammalian STAG3 is a cohesin specific to sister chromatid arms in meiosis I. Nat Cell Biol 2001; 3(8): 761-766.
15) Caburet S, Arboleda VA, Llano E, et al. Mutant cohesin in premature ovarian failure. N Engl J Med 2014; 370(10): 943-949.
16) Kim KP, Weiner BM, Zhang L, et al. Sister cohesion and structural axis components mediate homolog bias of meiotic recombination. Cell 2010; 143(6): 924-937.
17) Ishiguro T, Tanaka K, Sakuno T, et al. Shugoshin-PP2A counteracts casein-kinase-1-dependent cleavage of Rec8 by separase. Nat Cell Biol 2010 May; 12(5): 500-506.
18) Kim J, Ishiguro K, Nambu A, et al. Meikin is a conserved regulator of meiosis-I-specific kinetochore function. Nature 2015; 517(7535): 466-471.
19) Tsutsumi M, Fujiwara R, Nishizawa H, et al. Age-related decrease of meiotic cohesins in human oocytes. PLoS One 2014; 9(5): e96710.
20) Sakakibara Y, Hashimoto S, Nakaoka Y, et al. Bivalent separation into univalents precedes age-related meiosis I errors in oocytes. Nat Commun 2015; 6: 7550.
21) Schuh M, Ellenberg J. Self-organization of MTOCs replaces centrosome function during acentrosomal spindle assembly in live mouse oocytes. Cell 2007; 130(3): 484-498.
22) Lane SI, Jones KT. Non-canonical function of spindle assembly checkpoint proteins after APC activation reduces aneuploidy in mouse oocytes. Nat Commun 2014; 5: 3444.
23) Liu D, Vader G, Vromans MJ, et al. Sensing chromosome bi-orientation by spatial separation of aurora B kinase from kinetochore substrates. Science 2009; 323(5919): 1350-1353.
24) Akiyoshi B, Sarangapani KK, Powers AF, et al. Tension directly stabilizes reconstituted kinetochore-microtubule attachments. Nature 2010 Nov 25; 468(7323): 576-579.
25) Kitajima TS, Ohsugi M, Ellenberg J. Complete kinetochore tracking reveals error-prone homologous chromosome biorientation in mam-

malian oocytes. Cell 2011; 146(4): 568-581.
26) Yoshida S, Kaido M, Kitajima TS. Inherent Instability of correct kinetochore-microtubule attachments during meiosis I in oocytes. Dev Cell 2015; 33(5): 589-602.
27) Katano K, Suzuki S, Ozaki Y, et al. Peripheral natural killer cell activity as a predictor of recurrent pregnancy loss: a large cohort study. Fertil Steril 2013; 100 (6): 1629-1634.
28) Sugiura-Ogasawara M, Ozaki Y, Kitaori T, et al. Live birth rate according to maternal age and previous number of recurrent miscarriages. Am J Reprod Immunol 2009; 62(5): 314-319.
29) Taylor C, Faulk WP. Prevention of recurrent abortion with leucocyte transfusions. Lancet 1981; 2(8237): 68-70.
30) Ober C, Karrison T, Odem RR, et al.: Mononuclear-cell immunisation in prevention of recurrent miscarriages:a randomised trial. Lancet 1999; 354(9176): 365-369.
31) Katano K, Ogasawara M, Aoyama T, et al. Clinical trial of immunostimulation with a biological response modifier in unexplained recurrent spontaneous abortion patients. J Clin Immunol 1997; 17: 472-477.
32) Kaandorp SP, Goddijn M, van der Post JA, et al. Aspirin plus heparin or aspirin alone in women with recurrent miscarriage. N Engl J Med 2010; 362(17): 1586-1596.
33) Nielsen S, Hahlin M. Expectant management of first-trimester spontaneous abortion. Lancet 1995; 345(8942): 84-86.
34) Sharma M. Manual vacuum aspiration: an outpatient alternative for surgical management of miscarriage. Obstet Gynecol 2015; 17(3): 157-161.
35) Franssen MT, Korevaar JC, van der Veen F, et al. Reproductive outcome after chromosome analysis in couples with two or more miscarriages: index [corrected] -control study. BMJ 2006; 332(7554): 759-763.
36) De Rycke M, Belva F, Goossens V, et al. ESHRE PGD Consortium data collection XIII: cycles from January to December 2010 with pregnancy follow-up to October 2011. Hum Reprod 2015; 30(8): 1763-1789.

37) Platteau P, Staessen C, Michiels A, et al. Preimplantation genetic diagnosis for aneuploidy screening in patients with unexplained recurrent miscarriages. Fertil Steril 2005; 83(2): 393-397.
38) Wilding M, Forman R, Hogewind G, et al. Preimplantation genetic diagnosis for the treatment of failed in vitro fertilization-embryo transfer and habitual abortion. Fertil Steril 2004; 81(5): 1302-1307.
39) Munné S, Chen S, Fischer J, et al. Preimplantation genetic diagnosis reduces pregnancy loss in women aged 35 years and older with a history of recurrent miscarriages. Fertil Steril 2005; 84(2): 331-335.
40) Mastenbroek S, Twisk M, van Echten-Arends J, et al. In vitro fertilization with preimplantation genetic screen. N Engl J Med 2007; 357(1): 9-17.
41) Mastenbroek S, Twisk M, van der Veen F, et al. Preimplantation genetic screening: a systematic review and meta-analysis of RCTs. Hum Reprod Update 2011; 17(4): 454-466.
42) Scott RT Jr, Upham KM, Forman EJ, et al. Blastocyst biopsy with comprehensive chromosome screening and fresh embryo transfer significantly increases in vitro fertilization implantation and delivery rates: a randomized controlled trial. Fertil Steril 2013; 100(3): 697-703.
43) Scott RT Jr, Upham KM, Forman EJ, et al. Cleavage-stage biopsy significantly impairs human embryonic implantation potential while blastocyst biopsy does not: a randomized and paired clinical trial. Fertil Steril 2013; 100(3): 624-630.
44) Forman EJ, Hong KH, Franasiak JM, et al. Obstetrical and neonatal outcomes from the BEST Trial: single embryo transfer with aneuploidy screening improves outcomes after in vitro fertilization without compromising delivery rates. Am J Obstet Gynecol 2014; 210(2): 157.e1-6.
45) Bolor H, Mori T, Nishiyama S, et al. Mutations of the SYCP3 gene in women with recurrent pregnancy loss. Am J Hum Genet 2009; 84(1): 14-20.
46) Mizutani E, Suzumori N, Ozaki Y, et al. SYCP3 mutation may not be associated with recurrent miscarriage caused by aneuploidy. Hum

Reprod 2011; 26(5): 1259-1266.

5 内分泌異常

1. 甲状腺機能低下症

　甲状腺機能低下症と不育症に関するエビデンスは他の要因と比較して，エビデンスが不十分であり，ESHREや英国王立産婦人科医協会（Royal College of Obstetrics and Gynecology: RCOG）は妊娠中の甲状腺疾患に関するガイドラインを示していません．N Engl J Med Clinical Practiceでは臨床症状がある場合に検査を行うと述べられています[1]．

　散発流産に関しては，無治療の甲状腺機能低下症群と甲状腺機能正常群では甲状腺機能低下群において流産の頻度が高いことが示されました（OR 5.78, 95％ CI 2.4-14）[2]．また同じ研究において，82人のレボチロキシン（levothyroxine）投与群では，34人の無治療群と比較して流産が有意に減少しました（RR 0.24, 95％ CI 0.07-0.76）．一方，コクランレビュー（Cochrane review）ではレボチロキシン投与によって，流産が減少する傾向はみられませんでした[3]．

　240人の潜在性甲状腺機能低下症群と10,518人の対照を調べた別の研究では流産率の差を認めませんでした（OR 0.69, 95％ CI 0.10-5.0）[4]．

　自己免疫性甲状腺機能低下症に関する自己抗体は主に甲状腺ペルオキシダーゼ（thyroperoxidase）とサイログロブリン（thyroglobulin）に対する抗体（TPO-Ab, Tg-Ab）が研究されています．甲状腺機能正常であり，966人の自己抗体陽性例と7,331人の陰性例を比較した12論文のメタ解析では陽性例に高い流産率を認めました（OR 3.7, 95％ CI 1.8-7.6）[5,6]．

　習慣流産に関しても研究は多くありません．8人の甲状腺機能低下症と325人の甲状腺機能正常女性を比較した研究では，習慣流産の頻度の差はあ

りませんでした（OR 7.6, 95％ CI 0.92 – 62）[7]．甲状腺機能が正常な女性のうち，460人の自己抗体陽性例と 1,923 人の陰性例を比較した 8 論文のメタ解析では，習慣流産患者に有意に自己抗体陽性率が高いことがわかりました（OR 2.3, 95％ CI 1.5 – 3.5）[5]．BMJ のメタ解析でも，自己抗体陽性例では有意に流産率が高く（OR 3.9, 95％ CI 2.48 – 6.12），習慣流産の集団では自己抗体陽性例ではさらに高い傾向がみられました（OR 4.22, 95％ CI 0.97 – 18.44）[8]．またそのうち，甲状腺機能が正常で自己抗体陽性例に対するレボチロキシンの有効性を調べた 2 つの研究では，流産率が有意に低下しました（OR 0.48, 95％ CI 0.25 – 0.92）[7]．

2 回以上の反復初期流産患者さん 286 人を調べた観察研究では，19％に潜在性甲状腺機能低下症を認め，次回妊娠における生児獲得率は潜在性甲状腺機能低下症群 69％，甲状腺機能正常群 74％と差はなく，潜在性甲状腺機能低下群における治療群 71％，無治療群 67％と差を認めませんでした[9]．

2．黄体機能不全

妊娠 8 週以前に黄体を切除すると流産することが知られています[10]．黄体機能不全（luteal phase defect: LPD）は卵胞発育不全，プロゲステロン（progesterone: P4）産生低下，P4 に対する子宮内膜の反応不全をさし，不育症との関係が指摘されてきましたが，診断基準が明確ではないために研究が限られています．基礎体温表の高温相が 10 日未満，血中 P4 ＜ 10ng/ml，子宮内膜日付診によって内膜の発育の 2 日以上の遅れが用いられてきましたが，コンセンサスに至っていません．

私たちは血中 P4 ＜ 10ng/ml を LPD とした場合，反復流産患者において LPD の有無によってその後の生児獲得率に差を認めないことを証明しました[11]．

LPD に対する治療には排卵誘発，hCG，プロゲステロン投与などがありますが，プロゲステロンの投与が最もよく行われます．2,118 人を含む 15

試験のコクランレビューによれば，散発流産の予防効果はありませんでしたが（OR 0.98, 95％CI 0.78 - 1.24），習慣流産では効果がみられました（OR 0.38, 95％CI 0.2 - 0.7）[12]．

英国36施設とオランダ9施設における progesterone in recurrent miscarriage (PROMISE) trial によって，1,568人の原因不明習慣流産患者に対する二重盲検試験が行われました[13]．プロゲステロン群では妊娠反応陽性時点から12週まで400mgのプロゲステロンを2回/日腟内投与されました．836人が1年以内に妊娠し，プロゲステロン群では65.8％（262/398），プラセボ群では63.3％（271/428）が生児獲得し，有意な改善効果を認めませんでした（RR 1.04, 95％ confidence interval 0.94 - 1.15）．両群間の流産率（32.2, 33.4），死産率（0.3, 0.5），早産率（10.3, 9.2），先天異常率（3.0, 4.0），泌尿生殖器先天異常率（0.4, 0.4）にも有意差を認めませんでした．危惧された泌尿生殖器系を含む先天異常の上昇はありませんでしたが，生産率改善もみられませんでした．

3. 多嚢胞性卵巣症候群

多嚢胞性卵巣症候群（polycystice ovary syndrome: PCOS）は1935年に Stein と Leventhal によって，無月経，多毛，肥満，卵巣嚢胞を特徴とする7例の患者さんが報告されました[14]．古典的 PCOS は高アンドロゲン血症，排卵障害，卵巣多嚢胞形態を特徴とし，生殖年齢の6 - 10％の頻度と考えられています[15]．GnRH の分泌頻度の増加と黄体形成ホルモン（luteinizing hormone: LH）増加，FSH 比較的低下が主な病態と考えられています（図5 - 1）．LH 増加により，莢膜細胞におけるアンドロゲンの過剰産生と顆粒膜細胞のアロマターゼ抑制によるエストラジオール（estradiol）転換の抑制が起こり卵巣機能低下を起こします．PCOS は視床下部，下垂体，卵巣，だけでなく，膵臓，肝臓，脂肪組織（adipose tissue）にも相互関与して，月経不順，肥満，男性ホルモン増加，LH 増加，インスリン抵

図 5-1　多嚢胞性卵巣症候群の病態

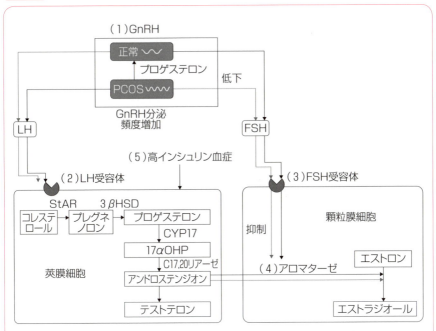

(1) 多嚢胞性卵巣症候群は，GnRH分泌頻度を増加させるので，LHを増加，FSHを低下，プラクチンを上昇させる
(2) GnRHによって増加したLHは漿膜細胞上のLH受容体と結びつき，コレステロールの取り込みを増加させる
(3) FSHは顆粒膜細胞上のFSH受容体と結びつき，アロマターゼを活性化させ，エストロンのエストラジオール転換を亢進する機能をもつ
(4) PCOSによってFSH分泌が低下すると，アロマターゼの活性も低下し，エストラジオール転換が低下する
(5) 高インシュリン血症は，莢膜細胞，副腎，肝臓における性ホルモン結合グロブリン（sex hormone binding globulin: SHBG）合成抑制を介して男性ホルモン増加に働く

PCOS：多嚢胞性卵巣症候群，GnRH：性腺刺激ホルモン放出ホルモン，LH：黄体刺激ホルモン，FSH：卵胞刺激ホルモン，PRL：プロラクチン，3βHSD：3βヒドロキシステロイドヒドロゲナーゼ，17αOHP：17αヒドロキシプロゲステロン，CYP17：17αヒドロキシラーゼ

抗性，高インスリン血症を起こします．また，甲状腺機能低下症の頻度は一般女性の3倍といわれています．2型糖尿病，心血管系イベント，高脂血症，子宮内膜癌，睡眠時無呼吸症候群，抑うつ，不安障害の発症頻度上昇が指摘されています．遺伝性素因があり，ゲノムワイド関連解析（genome wide association study: GWAS）では，性腺刺激ホルモン受容体（gonadotropin receptor），FSH β subunit，インスリン受容体（insulin receptor），*DENND1A*（differentially expressed in normal and neoplastic cells domain-containing protein 1A），*THADA*（thyroid adenoma-associated protein）などとの関係が報告されました．

　PCOS患者さんの40％が流産すると推定されています[16]．肥満，インスリン抵抗性，甲状腺機能低下症などPCOSとの共通点は多いですが，PCOSと不育症の関係ははっきりしていません[17]．

　インスリン抵抗性の頻度は不育症患者では27％であり，対照の9.5％と比較して高いとされ（OR 3.6, 95％ CI 1.4−9.0），pilot試験によってメトフォルミン（metformin）によって初期流産が減少したと報告されました[18,19]．しかし，その後の不妊女性を対象とした無作為割り付け試験によってメトフォルミンの流産予防効果は否定されました[20,21]．Legroらは626人の不妊患者を対象としてクロミフェン（clomiphene），メトフォルミン，両方を無作為割り付けし，生産率は22.5％，7.2％，26.8％でした[20]．Mollらは228人の不妊患者を対象として「クロミフェン＋メトフォルミン」と「クロミフェン＋プラセボ」を比較し，妊娠継続率は40％と46％でしたが，メトフォルミン群で合併症のため治療中断が多いことも指摘されました[21]．

　メトフォルミンはプラスミノーゲン活性化阻害因子（plasminogen activator inhibitor: PAI）を低下させる作用があり，PAIは線溶系を阻害し，PCOSの女性で上昇しています．PAIは初期流産の独立した危険因子であることも報告されています[22]．また，*PAI-1*遺伝子多型は最近のメタ解析でも習慣流産の危険因子であることが確認されています．前述の研究では妊娠成立時にメトフォルミンをやめており，妊娠中に継続した場合の帰結はわかっていません．もし継続されていた場合，効果が確かめられた可能性はあ

表5-1 多囊胞性卵巣症候群の診断基準

Rotterdam 2003 Criteria for PCOS (ESHRE/ASRM, 2つ以上)	
稀発月経もしくは無月経	
高アンドロゲン血症	臨床的男性化：男性化，にきび 血液検査：Free testosterone, 総 testosterone, or DHEAS
Polycystic ovary	12個以上の2-9mmの卵胞もしくは卵巣の体積＞10cm3

日本産科婦人科学会診断基準2007（3つ）	
稀発月経もしくは無月経もしくは無排卵周期症	
高アンドロゲン血症またはLH 基礎値高値	
Polycystic ovary	10個以上の2-9mmの卵胞

りますが，今後の課題です．

　肥満は不育症の危険因子であることがよく知られていますが，PCOSにおいても，body mass index（BMI）が30kg/m^{2}を超えると散発流産が1.2倍，反復流産では3.5倍に上昇することが報告されています[23]．日本人の不育症患者さんで30kg/m^{2}を超える人はめったにいないので参考にはなりません．

　Raiらは，経腟超音波検査を用いたPCO所見を用量＞9ml，囊胞10個以上と定義した時，習慣流産患者の40.7％（895/2,199）にみられることを報告しました[24]．しかし，卵巣PCOの有無によって次回の生児獲得率に差はありませんでした．

　PCOSと不育症の関係を調べる研究が難しいのは，その病態がいまだ明らかではなく，診断基準の統一がされていなかったためです．2003年にESHRE/ASRMはRotterdam診断基準を発表しました（**表5-1**）[25]．一方，日本産科婦人科学会は日本と欧米ではPCOSの患者さんの病態が異なるという理由で，日本独自の診断基準を2007年に発表しました．項目は似てい

ますが，Rotterdam 診断基準では3項目のうち2つを満たせば診断できるため，頻度が高くなります．古典的 PCOS の頻度6-10％は Rotterdam 診断基準を用いると2倍になると言われています．診断基準が違っては国際比較もできません．

私たちが，Rotterdam 診断基準と日産婦基準を用いて195人の反復流産患者さんにおける PCOS の頻度を調べたところ6.2％と1.5％でした．また，Rai らと同様に PCOS の有無によって次回の生児獲得率に差はありませんでした[26]．

メタ解析の結果，妊娠合併症として妊娠糖尿病（OR 3.67, 95％ CI 1.70-5.08），妊娠高血圧症（OR 3.67, 95％ CI 1.98-6.81）妊娠高血圧腎症（OR 3.47, 95％ CI 1.95-6.17），早産（OR 1.75, 95％ CI 1.16-2.62），周産期死亡率（OR 3.07, 95％ CI 1.03-9.21）の増加が確認されました[27]．今のところ PCOS と不育症の関係は明らかではありませんが，排卵障害による不妊症の原因ではあるため，妊娠の機会を増やすためにも PCOS に注意することは必要かもしれません．

文献

1) Branch DW, Gibson M, Silver RM. Clinical Practice: Recurrent miscarriage. N Engl J Med 2010; 363(18): 1740-1747.
2) Negro R, Schwartz A, Gismondi R, et al. Increased pregnancy loss rate in thyroid antibody negative women with TSH levels between 2.5 and 5.0 in the first trimester of pregnancy. J Clin Endocrinol Metab 2010; 95(9): E44-48.
3) Reid SM, Middleton P, Cossich MC,et al. Interventions for clinical and subclinical hypothyroidism pre-pregnancy and during pregnancy. Cochrane Database Syst Rev 2013; 31(5): CD007752.
4) Cleary-Goldman J, Malone FD, Lambert-Messerlian G, et al. Maternal thyroid hypofunction and pregnancy outcome. Obstet Gynecol 2008; 112(1): 85-92.
5) van den Boogaard E, Vissenberg R, Land JA,et al. Significance of (sub) clinical thyroid dysfunction and thyroid autoimmunity before

conception and in early pregnancy: a systematic review. Hum Reprod Update 2011; 17(5): 605-619.
6) van den Boogaard E, Vissenberg R, Land JA, et al. Significance of (sub) clinical thyroid dysfunction and thyroid autoimmunity before conception and in early pregnancy: a systematic review. Hum Reprod Update 2016; 22(4): 532-533.
7) Rao VR, Lakshmi A, Sadhnani MD. Prevalence of hypothyroidism in recurrent pregnancy loss in first trimester. Indian J Med Sci 2008; 62(9): 357-361.
8) Thangaratinam S, Tan A, Knox E, et al. Association between thyroid autoantibodies and miscarriage and preterm birth: meta-analysis of evidence. BMJ 2011; 342: d2616.
9) Bernardi LA, Cohen RN, Stephenson MD. Impact of subclinical hypothyroidism in women with recurrent early pregnancy loss. Fertil Steril 2013; 100(5): 1326-1331.
10) Csapo AI, Pulkkinen MO, Wiest WG. Effect of luteectomy and progesterone replacement therapy in early pregnant patients. Am J Obstet Gynecol 1973; 115(6): 759-765.
11) Ogasawara M, Katano K, Aoyama T, et al. Are serum progesterone levels predictive of recurrent miscarriage in future pregnancies? Fertil Steril 1997; 68(5): 806-809.
12) Haas DM, Ramsey PS. Progesterone for preventing miscarriage. Cochrane Database Syst Rev 2008; (2): CD003511.
13) Coomarasamy A, Williams H, Truchanowicz E, et al. A randomized trial of progesterone in women with recurrent miscarriages. N Engl J Med 2015; 373(22): 2141-2148.
14) Stein IF, Leventhal ML. Amenorrhea associated with bilateral polycystic ovary. Am J Obstet Gynecol 1935; 29: 181-191.
15) McCartney CR, Marshall JC. Polycystic ovary syndrome. N Engl J Med 2016; 375: 54-64.
16) Glueck CJ, Wang P, Goldenberg N, et al. Pregnancy outcomes among women with polycystic ovary syndrome treated with metformin. Hum Reprod 2002; 17: 2858-2864.

17) Mills JL, Simpson JL, Driscoll SG, et al. Incidence of spontaneous abortion among normal women and insulin-dependent diabetic women whose pregnancies were identified within 21 days of conception. N Engl J Med 1988; 319(25): 1617-1623.
18) Craig LB, Ke RW, Kutteh WH. Increased prevalence of insulin resistance in women with a history of recurrent pregnancy loss. Fertil Steril 2002; 78(3): 487-490.
19) Gluck CJ, Philips H, Cameron D, et al. Continuing metformin throughout pregnancy in women with polycystic ovary syndrome appears to safety reduce fiest trimester spontaneous abortion: a pilot study. Fertil Steril 2001; 75(1): 46-52.
20) Legro RS, Barnhart HX, Schlaff WD, et al; Cooperative Multicenter Reproductive Medicine Network. Clomiphene, metformin, or both for infertility in the polycystic ovary syndrome. N Engl J Med 2007; 356(6): 551-566.
21) Moll E, Bossuyt PM, Korevaar JC, et al. Effect of clomifene citrate plus metformin and clomifene citrate plus placebo on induction of ovulation in women with newly diagnosed polycystic ovary syndrome: randomised double blind clinical trial. BMJ 2006; 332(7556): 1485.
22) Gluck CJ, Wang P, Fontaine RN, et al. Plasminogen activator inhibitor activity: an independent risk factor for the high miscarriage rate during pregnancy in women with polycystic ovary syndrome. Metabolism 1999; 48(12): 1589-1595.
23) Lashen H, Fear K, Sturdee DW. Obesity is associated with increased risk of first trimester and recurrent miscarriage: matched case-control study. Hum Reprod 2004; 19(7): 1644-1646.
24) Rai R, Backos M, Rushworth F, et al. Polycystic ovaries and recurrent miscarriage-a reappraisal. Hum Reprod 2000; 15: 612-615.
25) Rotterdam ESHRE/ASRM-Sponsored PCOS Consensus Workshop Group. Revised 2003 consensus on diagnostic criteria and long-term health risks related to polycystic ovary syndrome. Fertil Steril 2004; 81(1): 19-25.

26) Sugiura-Ogasawara M, Sato T, Suzumori N, et al. The polycystic ovary syndrome does not predict further miscarriage in Japanese couples experiencing recurrent miscarriages. Am J Reprod Immunol 2009; 61(1): 62-67.
27) Boomsma CM, Eijkemans MJ, Hughes EG, et al. A meta-analysis of pregnancy outcomes in women with polycystic ovary syndrome. Hum Reprod Update 2006; 12(6): 673-683.

6 先天性血栓性素因

1. 先天性血栓性素因

　1章で扱った抗リン脂質抗体症候群（antiphospholipid syndrome: APS）は後天性血栓性素因であり，不育症の中で唯一治療の有効性が証明されています．

　APSが胎盤における血栓症によって子宮内胎児死亡を起こすなら先天性血栓性素因も原因となると考えられ，1990年代にはプロテインC（protein C: PC），プロテインS（protein S: PS），アンチトロンビン（antithrombin: AT）欠乏症の反復死産症例がいくつか報告されました．私たちも1995年に，3回の子宮内胎児死亡の後にPC活性が39％と著しい低下を示したPC欠乏症の症例を報告しました[1]．この症例では広範囲の胎盤梗塞が肉眼的，病理学的に確認され，その後ヘパリンとアンチトロンビン製剤の投与によって出産に至りました．PC抗原は45％，活性は39％であり，両親のPC活性は124％，66％であり，遺伝性PC欠乏（損）症が疑われました．

　PC deficiencyを欠損症，欠乏症のどちらで日本語訳するかについて日本血栓止血学会で用語統一はされていません．欠損症は遺伝的な背景がある場合に使用することが多く，遺伝子を調べていない場合は欠乏症と表現され，最近では欠乏症が用いられることが多いようです．

　PCは活性化第Ⅴ因子（FVa）と第Ⅷ因子（FVIIIa）を活性低下させる凝固抑制プロテアーゼであり，PSはそのコファクターとして活性化PCを制御します（図6-1）[2]．PSはC4b-binding protein（C4bBP）に結合するとコファクターの働きを失うためfreeのPSが凝固抑制能を持ちます．PC欠乏症，PS欠乏症は深部静脈血栓症の危険因子です[3]．

図6-1 プロテインC, プロテインS, 血管内皮プロテインCレセプターの血液凝固制御作用

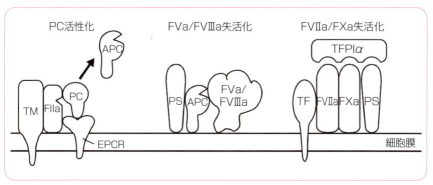

APCはPSと結合して, 活性化第V因子FVaを3か所（Arg306, Arg506, Arg679）, 活性化第VIII因子FVIIIaを2か所（Arg336, Arg562）で限定分解し, 凝固を抑制する.
PSは組織因子経路阻害因子（tissue factor pathway inhibitor: TFPI）のcofactorとしてFVIIaとFXaを失活させて外因系凝固反応の開始を阻害する.
TM: トロンボモジュリン, FIIa: トロンビン, TF: 組織因子, PC: プロテインC, APC: 活性化プロテインC, EPCR: 血管内皮プロテインCレセプター, PS: プロテインS, TFPIα: 組織因子経路インヒビターα, FVa/FVIIIa: FVa・FVIIIa複合体

　先天性PC欠乏症の頻度は, 白人では健常人の0.2-0.5％, 静脈血栓塞栓症（venous thromboembolism: VTE）の3.7-4.8％, 日本人では健常人の0.1-0.5％, VTEの6.5-9.4％とされています.
　先天性PS欠乏症はI型（遊離型PSとPS-C4BP複合体ともに減少）, II型（遊離型PSとPS-C4BP複合体ともに正常で活性のみ低下, 徳島はこのタイプ）, III型（遊離型PSのみが低下）に分類されます. 先天性PS欠乏症の頻度は, 白人では健常人の0.2％, VTEの2％, 日本人では健常人の1-2％, VTEの19-29％と著しく高く, 日本人特有の血栓性素因となっています.
　Prestonらは, 凝固第V因子Leiden変異（FV Leiden）, PC欠乏症, PS欠乏症, AT欠乏症の女性患者の流産・死産率を男性患者の妻を対照として比較する横断研究を初めて報告しました（**表6-1**）[4]. 表にはOdds比と95％信頼区間が示してあります. 信頼区間が1をまたぐときは有意では

表6-1 先天性血栓性素因を持つ女性と対照（先天性血栓性素因を持つ男性の妻）の流産・死産率

	流産（28週以前）	死産（28週を超える）
FVLeiden変異	0.9（0.5-1.5）	2.0（0.5-7.7）
Protein S欠乏症	1.2（0.7-1.9）	3.3（1.0-11.3）
Protein C欠乏症	1.4（0.9-2.2）	2.3（0.6-8.3）
アンチトロンビン欠乏症	1.7（1.0-2.8）	5.2（1.5-18.1）
複合型	0.8（0.2-3.6）	14.3（2.4-86.0）

Preston, et al. Lancet 1996; 348(9032): 913-916.

ありません．28週以前の流産と28週を超える死産の頻度を比較し，FV LeidenとPC欠乏症ではどちらも差はなく，AT欠乏症では流産，死産ともに増加し，PS欠乏症では流産は関係なく，死産の頻度は増加することが示されました．28週以前の流産は胎盤形成後の子宮内胎児死亡も含みますが，この論文では初期流産との区別はされていません．

　その後は，血栓性素因を持つ患者の流産率ではなく，不育症における血栓性素因の頻度を調べる横断研究が多数報告されました．2003年の有名なメタ解析では，FV Leidenに関しては，初期流産（OR 2.01, 95% CI 1.13-3.58），後期反復死産（7.83, 2.83-21.67）と後期死産（3.26, 1.82-5.83）との関係が認められました[5]．PS欠乏症に関しては，反復死産（14.72, 0.99-218.01）と22週以降の死産（7.39, 1.28-42.63）との関係がみられましたが，初期流産との関係は認められませんでした．

　血栓性素因が胎盤における血流障害によって子宮内胎児死亡を起こすという機序を考えるならば，10週未満の初期流産の原因とは考えにくいでしょう．不育症患者の95%は初期流産を反復しており，反復初期流産と10週以降の胎児死亡を区別することが重要です．

　FV Leidenについては最も多くの横断研究が行われました．習慣流産患者（反復流産含む）と健常女性におけるFV Leidenの頻度を調べた横断研究を，PubMedを用いて検索し，impact factor 2以上の論文を表に示し

ました（表6-2）．プールド（pooled）解析した結果，有意な関係がみられ，オッズ比は2.0（95％ CI 1.7-2.4）でした．各報告で流産の週数の定義は異なっており，多くは10週以降の胎児死亡を含んでいました．凝固第Ⅴ因子（FV）は凝固因子であるとともに，トロンビンや第Ⅹ因子（FX）によってFVaは抗凝固の役割も持ちます[6]．活性化PCはFVaの3か所 Arg306, Arg506, Arg679を限定分解することでFVaを不活化します[7]．そのためFV R506Q mutation（FV Leiden）は血栓症を起こすことが知られており，その頻度は欧米白人の健常人4-10％に対しVTEでは20％と報告されています[8]．

Prothrombin G20210A 変異も多くの報告があり，これらをプールド解析した結果，有意差が得られ，オッズ比は1.6（95％ CI 1.2-2.3）でした（表6-3）．Leiden変異とprothrombin変異は不育症の危険因子であることがわかりましたが（表6-4），アジア人にはこれらの変異は報告されていません[8]．

これらの変異を持つ患者に対する抗凝固療法の成績がいくつか報告されています．Carpらは3回以上28週未満の習慣流産に対する低分子量ヘパリンの有効性を報告しましたが，症例数は十分といえません[9]．Grisらは1回の胎児死亡に対して低分子量ヘパリンはアスピリン単独よりも有効であることを示しました[10]．一方，Coppenらは，初期流産，1回の胎児死亡ともに，これらの変異のあり，なしで生産率は変わらず，1回の死産の既往があり，変異があっても68％（13/19）が出産していることを示しました[11]．

ORが2.0程度の危険因子が臨床的にどの程度影響するかを考える必要があります．現時点でLeiden変異とprothrombin変異に対して低分子量ヘパリン療法が標準的と言える段階ではありません．

2. プロテインS欠乏症

PS欠乏症に関しては，反復死産と22週以降の死産との関係がみられま

表6-2 不育症患者における凝固第V因子 Leiden変異の頻度—プールド解析

genotype	不育症 homo	不育症 hetero	不育症 Wild	対照 homo	対照 hetero	対照 Wild	OR (95% CI)	著者	年	国名
FV Leiden	0	0	40	0	0	25		Dizon-Townson	1997	USA
	0	15	65	0	4	96		Foka	2000	Greece
	1	58	845	0	12	138		Rai	2001	UK
	1	26	233	0	11	229		Reznikoff	2001	France
	0	4	104	0	5	77		Carp	2002	Israel
	7	38	65	0	11	56		Finan	2002	Lebanon
	0	12	37	0	2	100		Wolf	2003	Germany
	0	15	130	0	4	97		Hohlagschwandtner	2003	Austria
	6	24	116	0	6	93		Mtiraoui	2004	Tunisia
	8	40	152	0	11	189		Mahjoub	2005	Tunisia
	16	2	123	0	47	591		Glueck	2008	USA
	0	8	41	0	4	44		Hopmeier	2008	Austria
	0	15	296	0	25	574		Pasquier	2009	France
	0	8	43	0	8	33		Topalidou	2009	Greece
	0	22	209	0	2	165		Kovac	2010	Serbia
	1	12	87	0	4	96		Torabi	2012	Iran
	2	21	260	0	5	95		mierla	2012	Romania
Total	42	320	2846	0	161	2698	2.0 (1.68−2.40)			

表6-3 不育症患者における凝固第II因子 G20210A 変異の頻度-プール解析

genotype	不育症 homo	不育症 hetero	不育症 Wild	対照 homo	対照 hetero	対照 Wild	OR (95% CI)	著者	年	国
G20210A	0	20	240	0	7	233		Reznikoff	2001	France
	0	5	103	0	5	77		Carp	2002	Israel
	0	15	95	0	2	65		Finan	2002	Lebanon
	0	8	137	0	2	99		Hohlagschwandtner	2003	Austria
	0	4	142	0	4	95		Mtiraoui	2004	Tunisia
	0	4	196	0	9	191		Mahjoub	2005	Tunisia
	0	10	301	0	15	584		Pasquier	2009	France
	0	2	49	0	2	40		Topalidou	2009	Greece
	0	16	215	0	3	164		Kovac	2010	Serbia
	2	8	273	0	4	96		mierla	2012	Romania
Total	2	92	1751	0	53	1644	1.63 (1.17–2.27)			

表6-4 Leiden変異, prothrombin変異に対する抗凝固療法の報告

		血栓性素因あり LMWH	血栓性素因あり Aspirin	治療なし	血栓性素因なし	OR(95% CI)	患者の背景
Carp et al. 2002[9]	FV Leiden	85.7%(6/7)		33.3%(1/3)			3 or more <28 weeks
	Prothrombin	60.0%(5/8)		80.0%(4/5)			
Gris et al. 2004[10]	FV Leiden	94%(34/36)	33%(12/36)			34(7–166)	One fetal loss
	Prothrombin	80%(24/30)	33%(10/30)			8(2.5–26)	
Coppens et al. 2007[11]	FV Leiden or prothrombin			76.9%(30/39)	76.0%(19/25)	1.0(0.8–1.3)	One early loss <= 12 weeks
				68.4%(13/19)	80.0%(8/10)	0.9(0.5–1.3)	One loss after 12 weels

表6-5 不育症患者における protein S 欠乏症の頻度—プールド解析

著者	国	不育症	対照	OR (95 % CI)	流産回数, 妊娠週数
Gris JC, et al. 1997	France	0 % (0/500)	0 % (0/150)		3 or more, < 16 weeks
Coumans AB, et al. 1999	Netherland	17.4 % (8/46)	-		-, < 16 weeks
Raziel A, et al. 2001	Israel	10.0 % (3/36)	2.5 % (1/40)		3 or more, < 25 weeks
Alonso A, et al. 2002	Spain	1.3 % (1/75)	0 % (0/75)		1 or more, Any time
Pauer HU, et al. 2003	Germany	0 % (0/118)	0 % (0/49)		3 or more
Dossenbach-Glaninger A, et al. 2004	Austria	2 % (1/49)	0 % (0/48)		2 or more, < 20 weeks
Krause M, et al. 2005	Germany	0.8 % (1/133)	0.8 % (0/133)		3 or more, < 23 weeks
Bellver J, et al. 2008	Spain	6.7 % (2/30)	9.4 % (3/32)		2 or more, < 13 weeks PGS
Jaslow CR, et al. 2010	USA	3.5 % (9/260)	7.4 % (9/121)		2 or more, < 20 weeks
		2.0 % (25/1247)	2.0 % (13/648)	1.0 (0.51 – 1.97)	

したが,初期流産との関係は認められませんでした[5].私たちが行ったプールド解析の結果でも関係はまったく認められません(**表6-5**).ただしGrisらは16週未満の習慣流産では関係がなく,1回以上の胎児死亡とは関係があると報告しています[12,13].個々の研究で対象となる患者の背景が異なり,PS抗原,活性の測定系,基準値も異なりますが,現時点で不育症との関係は確証に至っていません.

PS欠乏症の不育症患者に対する抗凝固療法の有効性に関する研究がいくつか報告されています(**表6-6**).私たちは2000年に,反復初期流産患者を対象としてPC, PS, AT低下症の前方視的研究を行いました[14,15].PS低下無治療,PS正常患者の生産率は83.7 %と69.7 %であり,PS低下症例

表6-6 Protein S 欠乏症に対する抗凝固療法の報告

著者	Protein S 欠乏症あり			Protein S 欠乏症 なし	OR (95% CI)	基準
	LMWH	Aspirin	治療なし			
Ogasawara, et al. 2000[14,15]		80.8% (21/26)	83.7% (41/49)	69.7% (46/66)		2 or more early
Brenner, et al. 2000[16]	75.0% (46/61)	-	-			3 or more anytime
Carp, et al. 2003[9]	66.7% (4/6)		50.0% (6/12)			3 or more < 28 weeks
Matsukawa, et al. 2017[21]		-	77.8% (21/27)	69.4% (111/160)		2 or more early
Gris, et al. 2004[10]	79% (11/14)	7% (1/14)			48 (4-526)	One fetal loss

LMWH: low molecular weigh heparin, 低分子量ヘパリン

に抗凝固療法を行うメリットはありませんでした．低分子量ヘパリンの生産率が75.0％，66.7％と示されていますが，有効とは思えません[9,16]．

Grisらは，1回の10週以降の胎児死亡の既往を持つPS欠乏症女性に対する低分子量ヘパリンがアスピリン単独療法と比較して生児獲得率を改善すると報告しました[10]．しかしLeiden変異，Prothrombin変異と同様にアスピリン単独療法の成績が非常に悪いので，問題設定に疑問があります．これほど悪い成績は抗体価の極めて高い抗リン脂質抗体症候群症の症例でみられるものです．Grisたちの一連の研究は多施設の登録によるものでバイアスがかかる可能性が否定できません．さらに無作為割り付け試験（RCT）ではなく，症例数も限られているため，PSを測定して抗凝固療法推奨の根拠とは言えません．

先天性PS欠乏症の頻度は，白人では健常人の0.2％の低頻度であることから，不育症とPS遺伝子変異に関する研究は報告されていません．

日本人にはPS徳島という遺伝子多型があり，健常人の頻度は1.8％と報告されています（表6-7）[17-19]．Nekiらは，不育症におけるPS徳島の頻度

表6-7 不育症（反復流産，子宮内胎児死亡）と健常人におけるPS徳島の頻度

著者	健常人	不育症		反復流産（2回以上）		子宮内胎児死亡既往あり	
Matsukawa et al. 2017[21]	1.0 % (1/101)	2.5 % (9/355)	2.58 (0.32–20.60)	2.4 % (8/335)	2.47 (0.30–19.79)	5.0 % (1/20)	5.00 (0.30–83.31)
Neki et al. 2014[20]	-			1.7 % (4/233)		1.8 % (2/114)	
Yamazaki et al. 1993[19]	1.65 % (3/182)						
Kimura R et al. 2006[18]	1.81 % (66/3651)						
Total	1.78 % (70/3934)	2.5 % (9/355)		2.07 % (12/579)	1.14 (0.62–2.12)	2.24 % (3/134)	1.26 (0.39–4.07)

は反復初期流産では1.7 %，死産及び子宮内胎児発育遅延では1.8 %と，健常人の頻度と同等と報告しました[20]．私たちも不育症におけるPS徳島を調べ，その頻度は2.5 %（9/355）であり，出産歴のある女性の頻度1 %（1/101）との差を認めませんでした[21]．PS徳島を持つ患者のうち1例は死産歴があったためヘパリン療法を行いましたが，初期流産となりました．残りの8例は100 %（8/8）がヘパリン投与なく出産し，PS徳島を持たない患者は72.4 %（231/319）が出産に至りました．個々の症例数が少ないのでこれらの研究をまとめると健常人1.8 %，不育症2.5 %，反復初期流産2.1 %，死産及び子宮内胎児発育遅延2.2 %であり，PS徳島は不育症と関係ないと考えられます（表6-7）．

　PS測定法に関しては，総PS抗原量はELISA法，遊離型PS抗原量はELISA法とラテックス凝集法，遊離型PS活性は凝固時間法（APTT，PT）が用いられています．特に凝固時間法を用いたPS値は抗リン脂質抗体の影響を受けます．Parkeらは11人のAPS患者のうち抗原量はすべて正常であり，7人にfree PSの低下がみられたことを報告しました[22]．11人に抗PS抗体は認められませんでした．抗リン脂質抗体がPSの凝固抑制能を阻害して血栓症を起こすことを示しました．遊離型PS活性測定には凝固時間APTTを用いるものがあり，理論的にもLupus anticoagulant（LA）の影

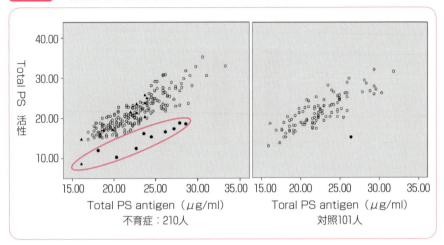

図6-2 不育症患者と健常人の総 Protein S 抗原量と総 Protein S 活性の関係

PS 徳島変異あり（●不育症患者9人と健常人1人）では Protein S 比活性が低下する．抗リン脂質抗体陽性（▲）11人中一人が比活性低下を示した．
Matsukawa, et al. Eur J Obstet Gynecol Reprod Biol 2017; 211: 90-97.

響が起こるため，PS 欠乏症の研究をする場合に抗リン脂質抗体と PS 測定法を考慮することが重要です．

　従来の測定法を組み合わせても日本人に多い PS 徳島を診断することはできませんでした．そこで PS 徳島に代表されるタイプⅡ型 PS 欠乏症を診断する目的で PS 測定法が開発されました（株式会社シノテスト）．PS 活性測定には比色法を用い，PS 抗原量測定にはラテックス凝集法を用いて PS 活性/PS 抗原量＝ PS 比活性を調べ，タイプⅡ型 PS 欠乏症では遊離型 PS と PS-PSC4BP 複合体ともに正常で活性のみ低下する特徴から PS 比活性低下を診断に用います．不育症患者の9例と対照の1例の PS 徳島の症例はすべて低 PS 比活性を示しました（**図6-2**）．11例の抗リン脂質抗体陽性例のうち強陽性の1例が低 PS 比活性を示しましたが，従来の PS 測定法よりも抗リン脂質抗体の影響は少ないようです．

　PS 抗原，PS 活性，比活性は抗リン脂質抗体陽性例を除いた不育症 199人と健常人 101人の間に有意差はみられませんでした（**図6-3**）．さらに次

図6-3 不育症患者と健常人の総 Protein S 抗原量と総 Protein S 活性の関係

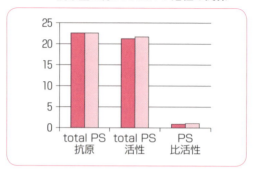

抗原,活性,比活性は抗リン脂質抗体陽性例を除いた不育症 199 人と健常人 101 人の間に有意差はみられなかった.

表6-8 総 Protein S 活性レベルによる次回妊娠の生児獲得率

		生児獲得率	絨毛染色体異常を除外した生児獲得率	Crude analysis OR(95 % CI)	多変量解析 OR(95 % CI)
PS 活性 (5パーセンタイル)	正常値	70.2 % (127/181)	75.1 % (127/169)	reference	reference
	低値	83.3 % (5/6)	100 % (5/5)	-	-
PS 活性 (10パーセンタイル)	正常値	67.5 % (106/157)	73.1 % (106/145)	reference	reference
	低値	86.7 % (26/30)	89.7 % (26/29)	3.2 (0.9 – 1.1)	3.4 (1.0 – 12.1)
PS 活性 (四分位)	23.2 –	71.4 % (35/49)	76.1 % (35/46)	reference	reference
	20.3 – 23.2	60.4 % (29/48)	67.4 % (29/43)	0.7 (0.3 – 1.7)	0.6 (0.2 – 1.5)
	18.1 – 20.2	73.3 % (33/45)	80.5 % (33/41)	1.3 (0.5 – 3.6)	1.2 (0.4 – 3.5)
	– 18.0	77.8 % (35/45)	79.5 % (35/44)	1.2 (0.5 – 3.3)	1.2 (0.4 – 3.2)

Matsukawa, et al. Eur J Obstet Gynecol Reprod Biol 2017; 211: 90-97.

回妊娠の生児獲得率についてもPS抗原低下例，PS活性低下例，PS比活性低下例（5パーセンタイル，10パーセンタイル，4分位）ともに正常患者と比較して有意差を認めませんでした（表6-8）．胎児染色体異常を除外し

表6-9 血栓性素因と妊娠既往歴を持つ患者に対するヘパリン療法は妊娠帰結を改善しない

患者背景		Dalteparin (n＝146)	No Dalteparin (n＝143)
血栓性素因	FV Leiden 変異	94（64％）	82（57％）
	プロトロンビン変異	30（21％）	33（23％）
	プロテインS欠損症	11（8％）	13（9％）
	プロテインC欠損症	6（4％）	11（8％）
	アンチトロンビン欠損症	2（1％）	1（1％）
	抗リン脂質抗体	12（8％）	10（7％）
妊娠合併症の既往歴	いずれかの妊娠合併症	92（63％）	84（59％）
	10週未満の習慣流産	24（16％）	20（14％）
	2回以上の10-16週の流産	11（8％）	14（10％）
	1回以上の16週以降の死産	27（19％）	33（23％）
	妊娠高血圧腎症	20（14％）	25（18％）
	胎盤早期剝離	16（11％）	10（7％）
VTE危険因子	VTEの既往歴もしくは家族歴	67（46％）	61（43％）

妊娠帰結	Dalteparin (n＝146)	No Dalteparin (n＝143)	Difference（95％CI）
Primary outcome	25（17.1％）	27（18.9％）	－1.8（－10.6 to 7.1）
流死産	12（8.2％）	10（7.0％）	1.2（－4.9 to 7.3）
VTE	1（0.7％）	2（1.4％）	－0.7（－3.1 to 1.6）
妊娠高血圧腎症	8（5.5％）	5（3.5％）	2.0（－2.8 to 6.8）
胎児発育遅延	9（6.2％）	12（8.4％）	－2.2（－8.2 to 3.8）

Roger, et al. Lancet 2014; 384(9955): 1673-1683.

た結果，年齢，既往流産回数によって多変量解析をした結果も同様でした．

　血栓性素因と VTE，不育症，妊娠高血圧性腎症，子宮内胎児発育遅延，胎盤早期剥離の既往のある女性に低分子量ヘパリンの有効性を調べた RCT によれば，VTE とこれらの妊娠合併症を予防する効果は認められませんでした（表 6-9）[23]．

3. 凝固第 XII 因子活性

　凝固第 XII 因子（FXII）活性と不育症に関する横断研究は 6 つ報告され，プールド解析したところ強い関係が示されました（表 6-10）[12,24-28]．しかしこれらの研究では FXII 活性に影響を及ぼす LA についての考察がありませ

表 6-10 反復流産患者における凝固第 XII 因子活性低下の頻度を調べた横断研究

著者	反復流産	対照	OR (95 % CI)	流産回数, 妊娠週数
Braulke I, et al. 1993 ドイツ[24]	19 % (8/43)	0 % (0/49)		3 回 28 週未満
Gris JC, et al. 1997 フランス[12]	11 % (53/500)	0 % (0/150)		3 回 16 週未満
Yamada H, et al. 2000 日本[25]	3 % (7/241)	-		2 回 22 週未満
Pauer HU, et al. 2003 ドイツ[26]	14 % (14/100)	0 % (0/49)		3 回以上
Dendrinos S, et al. 2014 ギリシャ[27]	15 % (15/100)	0 % (0/100)		2 回以上
Ozgu-Erdinc AS, et al. 2014 トルコ[28]	7 % (93/1257)	0 % (0/1015)		2 回・3 回
プールド解析	9 % (190/2241)	0 % (0/1363)	129 (76.8 - 218)	

図6-4 凝固第XII因子活性測定法とループスアンチコアグラントの影響

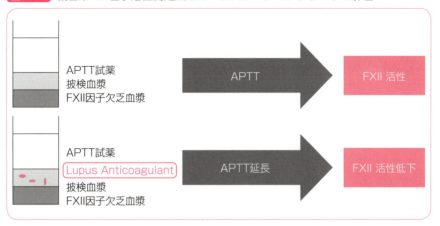

ん．FXII 活性測定には XII 因子欠乏血漿と披検血漿を混合して凝固時間 APTT を測定して標準血漿の凝固時間に対するパーセンテージで表す方法が用いられます（図6-4）．APTT の試薬はリン脂質です．LA の定義は「凝固時間を延長させる免疫グロブリン」ですから，LA が存在すると APTT は延長し，FXII 活性が低下します．

一方，抗リン脂質抗体陽性例では FXII 活性が低下することがよく知られていますが，測定系の問題だけではなく，FXII 抗体が存在することも報告されています[29]．このことから抗リン脂質抗体の真の対応抗原のひとつとして FXII が提唱されています．

PS と同様に FXII 活性の研究にも抗リン脂質抗体，特に LA の影響を考慮する必要があります．私たち自身，PC，PS，AT は関係しないが，FXII 活性低下は次回流産の予知因子であり，抗凝固療法によって生児獲得率が上昇することを報告しました[14, 15]．その時，FXII 活性に対する LA の影響を考慮して，LA 活性例を除外することに気づきませんでした．

抗カルジオリピン抗体陽性 8 例では FXII 活性は平均 87.3 ％と抗リン脂質抗体陰性例の 83.4 ％と比較して低下することなく，LA 陽性 9 例では抗体価

表6-11 抗リン脂質抗体陽性例の遺伝子型とFXII活性とFXII

	LA-APTT	LA-RVVT	β2GPI依存性抗カルジオリピン抗体	遺伝子型	FXII活性(%)	FXII活性 Mean (SD)
LA-APTT-陽性	9.8	陰性	陰性	CT	50	60.7 (17.9)
	8.7	陰性	陰性	CT	54	
	8.3	陰性	陰性	CT	56	
	8.2	陰性	陰性	CT	107	
	10.9	陰性	陰性	TT	54	
	9	陰性	陰性	TT	50	
	8.1	陰性	陰性	TT	57	
	8	1.3	陰性	TT	53	
	7.4	陰性	陰性	TT	65	
β2GPI-aCL-陽性	陰性	陰性	4.6	CT	111	87.3 (37.0)
	陰性	陰性	2.8	CT	116	
	陰性	陰性	2.4	CT	92	
	陰性	陰性	2	CT	153	
	陰性	陰性	10.7	TT	54	
	陰性	陰性	7.6	TT	58	
	陰性	陰性	5.4	TT	63	
	陰性	陰性	2.3	TT	51	
陰性患者						83.4 (29.3)

Asano, et al. ProsOne 2014; 9(12): e114452.

が平均60.7％と有意に低下しました（図6-11）[30]．それらを除外すると不育症262人と，対照群100人の間でFXII活性値に有意差を認めませんでした（図6-5）．FXIIはCCが野生型であり，遺伝子型CC，CT，TTによって活性値が低下し，日本人ではTの頻度が高いためにFXII活性が低いことがよく知られていますが，各遺伝子型においても不育症と健常人の間に

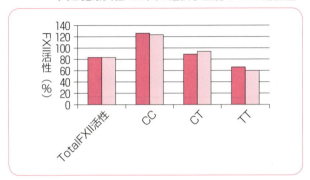

図6-5 抗リン脂質抗体陽性例を除外した不育症患者262人と健常女性100人の遺伝子型別のFXII活性値

Asano, et al. ProsOne 2014; 9(12): e114452.

表6-12 不育症と健常女性におけるXII因子C46T多型の頻度

著者	不育症			健常人			OR (95% CI)
	CC	CT	TT	CC	CT	TT	
Iinuma Y, et al. 2002 日本[31]	8 (10%)	36 (43%)	39 (47%)	11 (16%)	20 (30%)	36 (54%)	
Asano E, et al. 2014 日本[30]	22 (8%)	139 (53%)	101 (39%)	17 (17%)	38 (38%)	45 (45%)	
合計	30 (9%)	175 (51%)	140 (41%)	28 (17%)	58 (35%)	81 (49%)	2.82 (1.55–5.10)
Walch, et al. 2005 豪州[32]	125 (59%)	65 (31%)	22 (10%)	83 (56%)	56 (38%)	10 (7%)	

FXII活性値の差はありませんでした.

　この研究では，CT遺伝子多型は不育症のリスクアレルであることを世界で初めてみつけました（**表6-12**）．2002年の研究ではC：Tの比が全く同じだったので関係ないと報告しました（allelic model）[31]．2014年の研究では野生型CCと比較してCTの頻度が有意に高いことがわかりました．以前の報告を見直しても同じ傾向がみられます．一方，オーストラリアからの

表 6-13 遺伝子型 CC, CT, TT と XII 因子活性（正常, 高値, 低値）別の次回妊娠の生児獲得率

XII 因子		生児獲得率 （胎児染色体異常除く）	多変量解析 OR（95% CI）
遺伝子型	CC	78% (7/9)	reference
	CT	80% (41/51)	2.0 (0.3-12.5)
	TT	79% (27/34)	1.5 (0.2-9.1)
XII 因子活性 (10-90th percentile)	Normal	79% (61/77)	reference
	High	71% (5/7)	0.5 (0.1-3.2)
	Low	90% (9/10)	2.0 (0.2-16.7)

Asano, et al. ProsOne 2014; 9(12): e114452 より改変.

報告では CT 型はリスクアレルではありませんでした[32]．

同じ研究で CT 遺伝子多型，FXII 活性別の次回妊娠の生児獲得率を調べてみると CT 多型も FXII 活性低下も次回の妊娠帰結に影響しないことがわかりました（表 6-13）．

神戸大学のグループは健常妊婦 1220 人の妊娠初期に PS 活性，遊離 PS，PC 活性，FXII 活性を測定し，多変量解析の結果，PS 活性（10 パーセンタイル基準）は重症妊娠妊娠高血圧症候群，遊離 PS（5 パーセンタイル基準）は妊娠高血圧腎症の独立した危険因子であり，FXII 活性も 34 週未満の早産と関係すると述べていました[33]．しかし，PS 活性，遊離 PS，FXII 活性の測定に APTT 法が用いられており，抗リン脂質抗体，特に LA-APTT の存在が影響するにもかかわらず，この研究の中で LA の測定はされておらず，その影響も考察されていませんでした．この研究結果は LA の影響をみていたものと推測できます．

FXII 活性は LA の Surrogate Marker と考えられます．しかし，TT 型はリスクアレルではなく，CT 型も妊娠帰結に影響するほどではありません．CC 型の FXII 活性は平均約 120% です．LA が存在するとき約 23% 活性が低下しても 97% であり，低値にはなりません．FXII 活性を surrogate

図6-6 不育症精査のために実施している血栓性素因についての全国調査

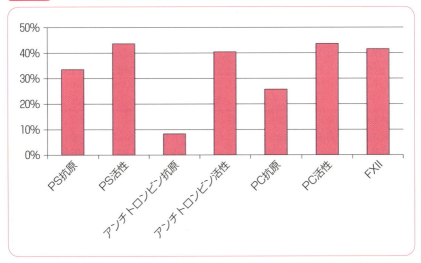

Sugiura-Ogasawara, et al. Modern Rheumatol 2015; 25(6): 883-887.

不育症は初期流産が約95%を占めており，PS活性の測定意義は無いと考えます．しかし我々が行った全国調査では不育症精査においてPS活性を検査している施設は全体の40％以上に及んでいました．

markerとする問題として，遺伝的にFXII活性の低い人を過剰治療してしまう問題だけでなく，LA陽性を取りこぼす問題があります．LAを，2種類以上の試薬を用いて調べることは標準的医療なのだから，まず，LAを測定することが先決です．

村島班研究で行った全国調査では，約40％の施設がPS，PC，FXII活性の測定を臨床的に行っています（図6-6)[34]．一方，LAの測定をAPTTとRVVTと2種類以上の試薬を用いて測定しているのはわずか9.4％の施設でした．さらに，国際学会が推奨する基準値を用いている施設はほどんどありませんでした．わが国では治療可能なLA陽性が相当数見落とされていることが危惧されます．

不育症患者に対する先天性血栓性素因の検査をどうするかについて，各学会の推奨について表6-14にまとめました．Royal College of Obstetrics

表6-14 先天性血栓性素因の測定について各ガイドラインの推奨

学会	発表年	推奨文
Royal Collage of Obstetrics and Gynecology (RCOG)	2011	Women with <u>second trimester miscarriage</u> should screened for inherited thrombophilias including FV Leiden, prothrombin gene mutation and protein S (grade D).
American College of Chest Physicians Evidence-Based Clnical Practice Guidelines (ACCP)	2012	For women with a history of pregnancy complications, we suggest <u>not to screen</u> for inherited thrombophilias (grade2C).
American Society for Reproductive Medicine (ASRM)	2013	Routine testing of women with RPL for inherited thrombophilias <u>is not currently</u> recommended.
European Society of Human Reproduction and Embryology (ESHRE)	2006	Thrombophilia screening is recommended <u>in the content of a trial</u>.
American College of Obstetrician and Gynecologist (ACOG)	2013	Testing for inherited thrombophilia in women who have experienced recurrent fetal loss or placental <u>abruptio is NOT recommended</u> because it is unclear if anticoagulation therapy reduces recurrence (level B)
日本産科婦人科学会	2014	習慣流産原因を検索する場合に先天性血栓性素因は推奨されていない．

and Gynecology (RCOG) は第2三半期間のみに FV Leiden, prothrombin, protein S の測定を推奨していますが，ASRM, ESHRE, アメリカ胸部外科学会はいずれの場合も臨床的には推奨していません．日本産科婦人科学会も診療ガイドライン CQ204 反復流産，習慣流産において，「習慣流産原因を検索する場合に科の検査を行う」から2014年以降，血栓性素因を除外しました．

文献

1) Ogasawara M, Sasa H, Kajiura S, et al. Successful management of congenital protein C deficiency with recurrent pregnancy loss. Int J Obstet Gynecol 1995; 50(2): 185-187.
2) Dahlbäck B, Stenflo J. High molecular weight complex in human plasma between vitamin K-dependent protein S and complement component C4b-binding protein. Proc Natl Acad Sci USA 1981; 78(4): 2512.
3) Comp PC, Esmon CT. Recurrent venous thromboembolism in patients with a partial deficiency of protein S. N Engl J Med 1984; 311(24): 1525-1528.
4) Preston FE, Rosendaal FR, Walker ID, eet al. Increased fetal loss in women with heritable thrombophilia. Lancet 1996; 348(9032): 913-916.
5) Rey E, Kahn SR, David M, et al. Thrombophilic disorders and fetal loss: a meta-analysis. Lancet 2003; 361(9361): 901-908.
6) Shen L, Dahlbäck B. Factor V and protein S as synergistic cofactors to activated protein C in degradation of factor VIIIa. J Biol Chem 1994; 269(29): 18735-18738.
7) Bertina RM, Koeleman BP, Koster T, et al. Mutation in blood coagulation factor V associated with resistance to activated protein C. Nature 1994; 369(6475): 64-67.
8) Rees DC, Cox M, Clegg JB. World distribution of factor V Leiden. Lancet 1995; 346(8983): 1133-1134.
9) Carp H, Dolitzky M, Inbal A. Thromboprophylaxis improves the live birth rate in women with consecutive recurrent miscarriages and hereditary thrombophilia. J Thromb Haemost 2003; 1(3): 433-438.
10) Gris JC, Mercier E, Quéré I, et al. Low-molecular-weight heparin versus low-dose aspirin in women with one fetal loss and a constitutional thrombophilic disorder. Blood 2004; 103(10): 3695-3699.
11) Coppens M, Folkeringa N, Teune MJ, et al. Outcome of the subsequent pregnancy after a first loss in women with the factor V Leiden or prothrombin 20210A mutations. J Thromb Haemost 2007; 5(7): 1444-1448.

12) Gris JC, Ripart-Neveu S, Maugard C, et al. Respective evaluation of the prevalence of haemostasis abnormalities in unexplained primary early recurrent miscarriages. The Nimes Obstetricians and Haematologists (NOHA) Study. Thromb Haemost 1997; 77(6): 1096-1103.
13) Gris JC, Quéré I, Monpeyroux F, et al. Case-control study of the frequency of thrombophilic disorders in couples with late fetal loss and no thrombotic antecedent. Thromb Haemost 1999; 81(6): 891-899.
14) Ogasawara MS, Aoki K, Katano K, et al. Factor XII but not protein C, protein S, antithrombin III or factor XIII as a predictor of recurrent miscarriage. Fertil Steril 2001; 75(5): 916-919.
15) Ogasawara MS, Iinuma Y, Aoki K, et al. Low-dose aspirin is effective for treatment of recurrent miscarriage in patients with decreased coagulation factor XII. Fertil Steril 2001; 76(1): 203-204.
16) Brenner B, Hoffman R, Blumenfeld Z, et al. Gestational outcome in thrombophilic women with recurrent pregnancy loss treated by enoxaparin. Thromb Haemost 2000; 83(5): 693-697.
17) Hayashi T, Nishioka J, Shigekiyo T, et al. Protein S Tokushima: abnormal molecule with a substitution of Glu for Lys-155 in the second epidermal growth factor-like domain of protein S. Blood 1994; 83(3): 683-690.
18) Kimura R, Honda S, Kawasaki T, et al. Protein S-K196E mutation as a genetic risk factor for deep vein thrombosis in Japanese patients. Blood 2006; 107(4): 1737-1738.
19) Yamazaki T, Sugiura I, Matsushita T, et al. A phenotypically neutral dimorphism of protein S: the substitution of Lys155 by Glu in the second EGF domain predicted by an A to G base exchange in the gene. Thromb Res 1993; 70(5): 395-403.
20) Neki R, Miyata T, Fujita T, et al. Nonsynonymous mutations in three anticoagulant genes in Japanese patients with adverse pregnancy outcomes.Thromb Res 2014; 133(5): 914-918.
21) Matsukawa Y, Asano E, Tsuda T, et al. Genotyping analysis of protein S-Tokushima (K196E) and the involvement of protein S antigen and activity in patients with recurrent pregnancy loss. Eur J Obstet

Gynecol Reprod Biol 2017; 211: 90-97.
22) Parke AL, Weinstein RE, Bona RD, et al. The thrombotic diathesis associated with the presence of phospholipid antibodies may be due to low levels of free protein S. Am J Med 1992; 93(1): 49-56.
23) Rodger MA, Hague WM, Kingdom J, et al; TIPPS Investigators. Antepartum dalteparin versus no antepartum dalteparin for the prevention of pregnancy complications in pregnant women with thrombophilia (TIPPS): a multinational open-label randomised trial. Lancet 2014; 384(9955): 1673-1683.
24) Braulke I, Pruggmayer M, Melloh P, et al. Factor XII (Hageman) deficiency in women with habitual abortion: new subpopulation of recurrent aborters? Fertil Steril 1993; 59(1): 98-101.
25) Yamada H, Kato EH, Ebina Y, et al. Factor XII deficiency in women with recurrent miscarriage. Gynecol Obstet Invest 2000; 49(2): 80-83.
26) Pauer HU, Burfeind P, Köstering H, et al. Factor XII deficiency is strongly associated with primary recurrent abortions. Fertil Steril 2003; 80(3): 590-594.
27) Dendrinos S, Deliveliotou A, Anastasiou A, et al. Role of coagulation factor XII in unexplained recurrent abortions in the Greek population. J Reprod Med 2014; 59(1-2): 56-62.
28) Ozgu-Erdinc AS, Togrul C, Aktulay A, et al. Factor XII (Hageman) levels in women with recurrent pregnancy loss. J Pregnancy 2014; 459192.
29) Jones DW, Gallimore MJ, Mackie IJ, et al. Reduced factor XII levels in patients with the antiphospholipid syndrome are associated with antibodies to factor XII. Br J Haematol 2000; 110(3): 721-726.
30) Asano E, Ebara T, Yamada-Namikawa C, et al. Genotyping analysis for the 46 C/T polymorphism of coagulation factor XII and the involvement of factor XII activity in patients with recurrent pregnancy loss. PlosOne 2014; 9(12): e114452.
31) Iinuma Y, Sugiura-Ogasawara M, Makino A, et al. Coagulation factor XII activity, but not an associated common genetic polymorphism (46C/T), is linked to reccurent miscarriages. Fertil Steril 2002; 77: 353-

356.
32) Walch K, Riener EK, Tempfer CB, Endler G, Huber JC, Unfried G. The C46T polymorphism of the coagulation factor XII gene and idiopathic recurrent miscarriage. BJOG 2005; 112: 1434-1436.
33) Ebina Y, Ieko M, Naito S, et al. Low levels of plasma protein S, protein C and coagulation factor XII during early pregnancy and adverse pregnancy outcome. Thromb Haemost 2015; 114(1): 65-69.
34) Sugiura-Ogasawara M, Atsumi T, Yamada H, et al. Real-world practice of obstetricians in respect of assays for antiphospholipid antibodies. Mod Rheumatol 2015; 25(6): 883-887.

7 原因不明不育症

1. 不育症における遺伝子多型

　不育症の4大原因は抗リン脂質抗体，子宮奇形，夫婦染色体構造異常，胎児染色体数的異常です．胎児染色体検査は普及していないため，実施されていないことが多く原因不明とみなされてきましたが，私たちの研究によって胎児染色体数的異常が不育症の41％を占め，真の原因不明は25％に留まることがわかってきました．

　原因不明不育症については血栓性素因，細胞性免疫，感染症の関与が考えられてきましたが，臨床的に有用な検査は示されていません．1996年から不育症と遺伝子多型の関係が報告され始めました．最初の報告は血栓性素因としてのFV Leiden変異とプロトロンビン変異であり，最もよく知られていますが，アジア人にはこの遺伝子多型は認められていません．2016年1月時点で120以上の遺伝子の多型解析に関する横断研究が報告され（**表7-1**），さらに関係に否定的な論文も数多く発表されています．私たちも赤字と太字（PD1，PDL1については論文投稿中）で示した12遺伝子について多型解析を行いました．

　Annexin A5は絨毛表面に存在し，胎盤での抗血栓作用をもち，抗リン脂質抗体の対応抗原とも考えられています．習慣流産患者において*ANXA5*遺伝子多型頻度が高いという横断研究がいくつか報告されました[1, 2]．そこで264人の反復流産患者さんと195人の健常女性を調べたところ既報告の6SNPのうちの一つに有意差が認められました（**表7-2**）[3]．それまでの多型解析でリスクアレルの有無による次回妊娠帰結を調べた研究はありませんでした．そこで，私たちが*ANXA5*のリスクアレル有無による生児獲得率

表7-1 報告されている不育症関連遺伝子

	Candidated genes associated with RPL
凝固線溶系	ANXA5, FXII, **FV**, **PS**, FV Leiden, FIIG20210A, PAI-1, FVII, FXIII, Hind III, JAK2, EPCR A1, β-fibrinogen, β3 subunit of integrins αIIb/β3 and αV/β3, α2 subunit of integrin α2β1, TAFI, SERPINC1, THBD, PZ
サイトカインと成長因子	PD1, **PDL1**, **CTLA-4**, **MMP6**, **MMP9**, IL-1β, IL-1R, IL-1Rα, IL-4, IL-4R, IL-6, IL-10, IL-10R, IL-12, IL-17, IL-17A, IL-17F, IL-18, TNF-α, TNF-αR1, TGF-β1, IFN-γ, Lymphotoxin-α, KIR, CD14, CD46, C4BP, IGF-2, IGFBPA, VEGF, VEGFA, EG-VEGF, H19, IDO, CRP, NKG2D, MICA, TFF3, TIMP 1-4, PROKR 1-2, SULF1, KDR
ホルモン	ER-β, ESR1, PR, AR, PRLR, FSHR, CGB5, CGB8 HPO, ANGPT2, DRD2
代謝系	**NOS3**, **MTHFR**, ACE, GCCR, ACVR1, CYP1A1, CYP1A2, CYP1B1, CYP2D6, CYP17, CYP19, GSTA1, GSTM1, GSTP1, GSTT1, GSTT2B, GSTO1, PAPP-A APOE, p53codon, MBL, ARNT, FTO, HRG, PDE8B ABCB1, COMT, <u>CAT</u>, <u>GCLC</u>, GPX4, <u>NRF2</u>, <u>SOD2</u>, OGG1
胎児抗原	HLA-G, HLA-E, Class II
他	**SYCP3**, FOXP3, PAR1, WNT6, TP3, MDM2, LIF, STAT3 DROSHA, XPO5, RAN, DICER (miRNA biogenesis) NLRP7, <u>NLRP2</u>, <u>KHDC3L</u>

赤字：我々の研究で関連あり，太字：我々の研究で関連なし（ただしNOS3, MTHFRについては前方視研究のみを行った），下線：関連なしという報告のみ

を調べたところ，差はありませんでした．日本人の先行研究と合わせたところすべてに有意差がみられ，MAX検定によって常染色体優性遺伝形式をとることがわかりました（表7-3）．しかし，そのORは1.5前後であり，臨床的影響はあまり大きいとは思えません．

FV Leiden変異は不育症との関係が最もよく知られた多型ですが，アジア人には存在しません．FVは凝固因子であるだけでなく，活性化PCと結合することで凝固抑制にも働き，活性高値，低値ともに血栓症と関係することが知られています．そこで習慣流産患者さん99人と健常人96人について，

表7-2 不育症患者と健常人の*ANXA5*遺伝子多型頻度とリスクアレルの有無による次回妊娠の生児獲得率

		不育症	健常人	OR (95% CI)	P値
SNP1	G/G	206	160	1.0	0.287
	G/A, A/A	58	35	1.3 (0.8-2.0)	
SNP2	A/A	207	162	1.0	0.211
	A/C, C/C	57	33	1.4 (0.8-2.2)	
SNP3	T/T	205	160	1.0	0.246
	T/C, C/C	59	35	1.3 (0.01-2.1)	
SNP4	G/G	207	162	1.0	0.211
	G/A, A/A	57	33	1.4 (0.8-2.2)	
SNP5	T/T	155	132	1.0	0.049
	T/G, G/G	109	63	1.5 (1.0-2.2)	
SNP6	C/C	206	163	1.0	0.135
	C/T, C/C	58	32	1.4 (0.9-2.3)	

	リスクアレル有 T/G or G/G	リスクアレル無 T/T
生児獲得率 (n = 225)	70% (63/90)	72% (97/135)
胎児染色体異常例を除いた生児獲得率 (n = 190)	84% (63/75)	84% (97/115)

Hayashi Y, et al. Fertil Steril 2013; 100(4): 1018-1024.

血栓症と関係することが報告されているFV Nara変異（FV W1920R），FV HongKong変異（FV R306G），R2 Haplotypeと呼ばれる変異を含んだ16SNPsをdirect sequence法を用いて調べました[4]．FV活性値は患者群（105.0 ± 28.4%）と対照群（102.5 ± 19.0%）の間に有意差はありませんでしたが，患者群で活性の高い人，低い人の割合が多いことがわかりました（図7-1）．一方，FV Nara変異とHong Kong変異は，ホモ接合体とヘテロ接合体共に一例も検出されませんでしたが，16SNPsのうち

表7-3 日本人の先行研究 ANXA5 遺伝子多型の頻度

		SNP1	SNP2	SNP3	SNP4	SNP5	SNP6
Hayashi et al. 2013[3]	Dominant	1.132	1.568	1.346	1.568	3.887	2.230
	Recessive	1.317	2.177	2.177	1.317	0.002	2.177
	Log-additive	0.365	0.400	0.318	0.581	2.408	0.705
	MAX-statistic	1.317	2.177	2.177	1.568	3.887	2.230
	P-value	0.443	0.266	0.267	0.381	0.100	0.258
本研究と既報告 (Miyamura, et al)[2] の組み合わせ	Dominant	4.955	5.826	5.300	6.393	9.943	6.393
	Recessive	1.954	2.932	2.932	1.954	1.541	2.932
	Log-additive	2.696	2.860	2.565	3.615	9.058	3.177
	MAX-statistic	4.955	5.826	5.300	6.393	9.943	6.393
	P-value	0.056	0.035	0.046	0.025	0.003	0.025
組み合わせたときの オッズ比	OR	1.52	1.57	1.53	1.62	1.61	1.62
	(95％CI)	(1.05－2.22)	(1.09－2.31)	(1.06－2.23)	(1.11－2.39)	(1.20－2.18)	(1.11－2.39)

Hayashi Y, et al. Fertil Steril 2013; 100(4): 1018-1024.

図7-1 不育症患者と健常女性の凝固第V因子活性値の比較

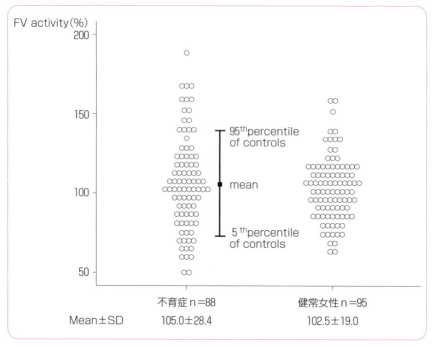

Izuhara M, et al. Blood Coagul Fibrinolysis 2017; 28(4): 323-328.

Ser156Ser と Leu1288Leu に頻度の差を認めました（**表7-4**）．しかし，活性値に影響したのは別の7SNPsであり，そのうち5SNPsは連鎖不平衡にあることが推定されました．有意差の見られたものはアミノ酸の置換がありませんでしたが，活性に影響あるSNPsのうち症例が増えれば有意差に至ることが推測されるものがいくつかあり，今後の検討課題と考えられました．

　胎児染色体数的異常に関する遺伝子も話題になったことがあります．2009年に，染色体不分離に関与する遺伝子 *SYCP3* の変異が習慣流産患者26人中2人に存在すると報告されました[5]．7.7％（2/26）ですから転座や子宮奇形の原因よりも大きな割合を占めることになります．そこで私たちは *SYCP3* 遺伝子変異について追試を行いました[6]．習慣流産患者101例と出

表7-4 16SNPsのうち習慣流産およびFV活性と関係したSNPs

アミノ酸置換	習慣流産との関係	FV活性との関係
Ser156Ser	yes	
Met385Thr		yes*
Glu735Glu		yes*
Asn789Thr		yes*
Ser1240Ser		yes
Leu1288Leu	yes	
His1299Arg		yes*
Met1736Val		yes
Asp2194Gly		yes*

*一致率が90％以上であり，連鎖不平衡が推定された．

表7-5 Systematic Reviewによって確認された習慣流産関連遺伝子

	Candidated genes associated with Recurrent miscarriage
凝固線溶系	FV Leiden, FIIG20210A, PAI-1, PZ
免疫	IL-10, IFN-γ, TNF, KIR2DS2, KIR2DS3, KIR2DS4, MBL
血管新生	NOS3, VEGF
代謝系	MTHFR, GSTT1

Pereza N, et al. Fetil Steril 2016;107（1）:150-159e2.

産歴のある対照82例についてExion7-8のシークエンスを行ったところ両者に1例ずつ変異がみつかりましたが，患者の6回流産のうちの絨毛染色体検査が2回実施されており，核型は46,XX, 46,XYでした．SYCP3変異は胎児染色体異常を起こす遺伝子であるというヒトでの証明には至りませんでした．

　反復流産関連遺伝子のシステマティック・レビューによれば，1990-2015年の間に187遺伝子の472SNPが関連するもしくは関連しないと報告されていました[7]．習慣流産を対象とした16遺伝子の36SNPsをメタ解析した結果，21SNPsに有意な関連がみられました（表7-5）．それらのORは

図7-2 変異の出現率と疾患への影響

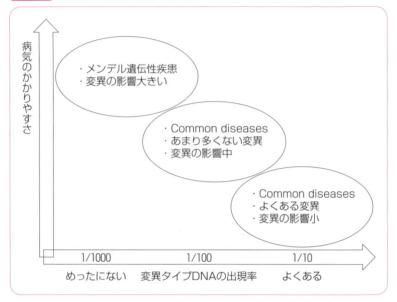

Kaiser J. Science 2012; 338 (6110): 1016-1017.

0.51 - 2.37 でした.

　原因不明不育症では，ORの小さい遺伝子多型が多数集積して"流産しやすい体質"を形成していますが，個々の遺伝子の影響は小さく，臨床的影響の大きい遺伝子変異は見つかっていません. 不育症は common diseases common variants "ありふれた変異によるありふれた疾患" であり，加齢，喫煙などの要因が加わって起こる疾患と考えます (図7-2)[8]. 現在報告されている遺伝子多型の中で臨床的に測定して治療に結びつくものはありません.

　患者さんの中にはこれらの不育症易罹患性遺伝子が報告されると検査を求め，これを臨床的に調べる医師もいます. しかし，易罹患性遺伝子というのは膨大な数の中の一つであって，それをひとつ調べて治療につながるものはありません. 日本では遺伝というとメンデルの法則くらいしか習っていないので，多因子遺伝の意味が理解できない医療従事者も少なくありません. いろいろな疾患や体質に関連する遺伝子を調べるビジネスがネット上で蔓延し

ていることも問題視されています．不育症易罹患性遺伝子については，臨床遺伝専門医による遺伝カウンセリングを推奨します．

2. 原因不明不育症への対応

　原因不明不育症に対する確立された治療法はありません．胎児染色体異常も含めた原因不明の平均的な年齢の患者さんの場合，既往流産2回では80％，3回では70％，4回では60％，5回では50％が薬剤投与なく出産に至ります（**図7-3**）[9]．累積生産率は85％です．胎児染色体数的異常がみつかった場合はこれより少し良好で，胎児染色体が正常だった場合は少し悪いことになります．

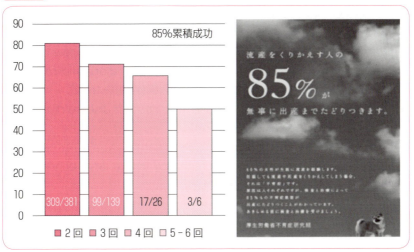

図7-3 原因不明不育症の薬剤投与のない生児獲得率

Katano K, et al. Fertil Steril 2013; 100(6): 1629-1634.

文献

1) Bogdanova N, Horst J, Chlystun M, et al. A common haplotype of the annexin A5 (ANXA5) gene promoter is associated with recurrent pregnancy loss. Hum Mol Genet 2007; 16(5): 573-578.
2) Miyamura H, Nishizawa H, Ota S, et al. Polymorphisms in the annexin A5 gene promoter in Japanese women with recurrent pregnancy loss. Mol Hum Reprod 2011; 17(7): 447-452.
3) Hayashi Y, Sasaki H, Suzuki S, et al. Genotyping analyses for polymorphisms of ANXA5 gene in patients with recurrent pregnancy loss. Fertil Steril 2013; 100(4): 1018-1024.
4) Izuhara M, Shinozawa K, Kitaori T, et al. Genotyping analysis of the factor V Nara mutation, Hong Kong mutation, and 16 SNPs including the R2 haplotype, and the involvement of factor V activity in patients with recurrent miscarriage. Blood Coagul Fibrinolysis 2017; 28(4): 323-328.
5) Bolor H, Mori T, Nishiyama S, et al. Mutations of the SYCP3 Gene in Women with Recurrent Pregnancy Loss. Am J Hum Genet 2009; 84(1): 14-20.
6) Mizutani E, Suzumori N, Ozaki Y, et al. SYCP3 mutation may not be associated with recurrent miscarriage caused by aneuploidy. Hum Reprod 2011; 26(5): 1259-1266.
7) Pereza N, Ostojić S, Kapović M, et al. Systematic review and meta-analysis of genetic association studies in idiopathic recurrent spontaneous abortion. Fertil Steril 2016; 107(1): 150-159.e2.
8) Kaiser J. Human genetics. Genetic influences on disease remain hidden. Science 2012; 338(6110): 1016-1017.
9) Katano K, Suzuki S, Ozaki Y, et al. Peripheral natural killer cell activity as a predictor of recurrent pregnancy loss: a large cohort study. Fertil Steril 2013; 100(6): 1629-1634.

II部　不育症をめぐる社会的な課題

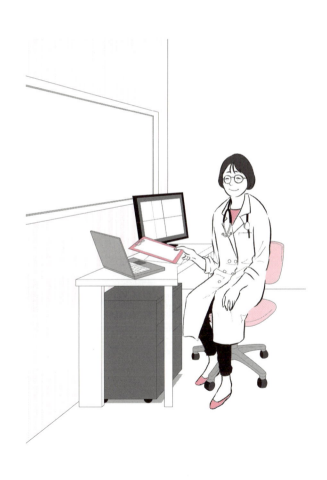

8 心理社会因子

　不育症患者さんは，初期流産であったとしても，死産や新生児死亡と同様の喪失を繰り返し，抑うつや不安などの精神疾患の増加や夫婦関係の悪化など様々な負担が生じます．流産と当時の自身の心理状態や行動を結び付け，自責の念を抱え続けることも少なくありません．一方で，ストレスとの関連や精神的な治療が生産率改善に寄与するかという疑問は医療者にとっても話題ではありますが，質の高い研究は限られており，結論づけることはできません．

1. 流産による抑うつ，不安障害の発症

　世界で始めてストレスと習慣流産の関係に着目したのは Berle と Javert らの報告です[1]．

　Neugebauer らは初めて community base のコホート研究を行い，229 人の流産後 6 カ月で大うつ病の頻度は 10.9 ％，流産のない女性 230 人の大うつ病頻度は 4.3 ％であり，相対危険率は 2.5（95 ％ CI 1.2−5.1）であることを報告しました．その中で特に子供のいない流産女性の危険率は 5.0（95 ％ CI 1.7−14.4）でしたが，子供のいる流産女性の危険率は 1.3（95 ％ CI 0.5−3.5）であり，流産のない女性と大うつ病頻度に差を認めませんでした[2]．また，72 ％は流産後 1 カ月で大うつ病を発症し，既往歴のある流産女性の 54 ％は再発していました．

　Lok らのレビューによると，流産を経験した女性の半数に抑うつ・不安状態が生じ，大うつ病性障害の診断に該当する割合は 10 〜 50 ％，それらは半年から一年続き，たとえ初期の流産であったとしても，死産や新生児死亡

と同様の精神的苦痛を感じていました[3)].

　私たちは1995年に日本で初めて「不育症と心理社会因子」の精神科との共同研究プロジェクトを立ち上げ，数多くの研究成果を発表してきました．

　出産歴のない2回以上の反復流産患者305名に対して，K6とSymptom Checklist-90 Revised（SCL90R）を用いて抑うつ・不安障害の頻度を調べました．K6は6項目からなる簡便な抑うつ・不安障害のスクリーニング検査であり，世界中で用いられており，日本人にも有用であることが確認されています（**表8-1**）．不育症患者の15.4％が気分障害もしくは不安障害を呈しており，一般集団におけるK6を用いた推定罹患率1.9％よりも有意に高頻度でした[4)]．

　患者さんが経験する精神的影響度（emotional impact: EI）について調べました．名古屋市立大学病院の不育症患者の95％は初期流産が占めており，現時点で生化学妊娠は不育症の定義に含まれません．しかし，この研究では同じ患者さんが生化学妊娠と子宮内胎児死亡を経験しており，「あなたの人生で最も楽しかったことを+100点，最もつらかったことを-100点とするとあなたの流産は何点のできごとですか」という質問に対して自己評価してもらい，生化学妊娠よりも臨床的流産，子宮内胎児死亡と妊娠時期が長くなるほどEIが強くなることがわかりました（**表8-2**）[4)]．

　また，このEIは男性より女性の方が，1回目よりも2回目の方が強いこともわかりました（**表8-3**）[5)]．1995年には2回流産経験を持つ夫婦を対象

表8-1 抑うつ・不安障害のスクリーニング検査 K6

a　神経過敏に感じましたか
b　絶望的だと感じましたか
c　そわそわしたり，落ち着きなく感じましたか
d　気分が沈み込んで，何が起こっても気が晴れないように感じましたか
e　何をするのも骨折りだと感じましたか
f　自分は価値のない人間だと感じましたか
　　　　　1いつも　2たいてい　3ときどき　4少しだけ　5まったくない
K6＝30-（合計点数）

表8-2 流産,死産の精神的影響度

	化学妊娠	初期流産	子宮内胎児死亡
精神的影響度	-70.4	-82.4	-97.9

精神的影響度 emotional impact: あなたの人生で一番楽しかったことを+100点,一番つらかったことを-100点とするとあなたの流産は何点の出来事ですか?という質問によって自己評価していただく.

表8-3 夫婦の反復流産の精神的影響度

	1回目流産	2回目流産
妻	-62.1	-79.1
夫	-62.6	-69.8

Aoki K, et al. Acta Obstet Gynecol Scand 1998; 77: 572-573.

不育症女性の流産回数別精神的影響度

既往流産回数 (n)	1回目	2回目	3回目	4回目	5回目
2 (159)	-79.5	-88.9			
3 (97)	-77.8	-85.0	-85.5		
4 (16)	-70.9	-74.5	-87.2	-85.7	
5 (10)	-46.0	-63.0	-73.0	-76.0	-77.0

Sugiura-Ogasawara M, et al. J Obstet Gynecol 2015; 39(1): 126-131.

としましたが,最近行った再調査では2回以上の女性のみを対象としました.2回目の患者さんに着目すると,最近の女性の方がEIは大きいことがわかりました.また,流産回数が多くなるとEIは減少する傾向にあります.流産回数の多い患者さんが流産に慣れて精神的に安定してくることは臨床的にも経験します.2-3回流産後の患者さんの心のケアが最も重要なのかもしれません.

2. 不育症の夫婦関係

　不育症は夫婦ともに喪失を体験しますが，その受け止めや対処には男女差があります．76組の不育症夫婦を対象に行ったわが国の調査によると，女性は39.5％がBeck Depression Inventory（BDI）で軽度以上の抑うつ状態（BDI ≧ 14）を示しましたが，男性は14.9％でした[6]．不安尺度のState-Trait Anxiety Inventory（STAI）も女性が有意に高く，25％が典型的な精神科外来の患者と同等の不安（STAI ≧ 55）を示しました．この論文では夫婦関係の満足度も調査しており，女性で満足度の評価が低い人は中等以上の人に比べて，有意に抑うつや不安が強い結果でしたが，男性では夫婦関係の満足度と気分障害との有意な関係は認めませんでした．男性は女性と同様に喪失を体験しますが，女性のように悲しみを表現することは少なく，それについて話すことの必要性もあまり感じていませんでした．

　一部の男性は妻の悲嘆や抑うつが負担となり，回避的な態度となることによって，妻の抑うつを悪化させる可能性も指摘されています[7]．私たちが行った岡崎コホート研究によれば，離婚率は流産のない夫婦で3.0％に対し，流産経験のある夫婦で5.1％に増加し，不育症経験のある夫婦は8.8％に増加しました[8]．流産によって離婚率が増加することが世界で初めて明らかになりました．流産後の夫婦間の反応の差が相互の孤立感につながり，夫婦の関係性にも影響したのだと思います．

　不育症女性の最も不安が強いのは妊娠判明時です．不育症患者さんは，妊娠の喜びと流産・死産の悲しみを繰り返し体験します．私たちは不育症女性に特徴的な価値観，行動パターンを抽出しました（表8-4）[9]．子供を望む女性にとって，妊娠はうれしいが同時に怖いといいます．そのために次の妊娠を長年躊躇する問題が生じます．昨今の妊娠の高年齢化のため，不安，抑うつが癒えるのを待つことで妊孕性が低下することは，夫婦にとって憂慮すべきことです．

表8-4 不育症の女性に特徴的と考えられる問題点

① 自分の人生をしあわせなものにするには，子どもが絶対必要だと思っている
② 努力すれば，子どもは生まれると思っている人が多い
③ 妊娠することも妊娠しないことも怖い
④ この悩みがいつまで続くか，先が見えない不安感が付きまとう
⑤ 日常生活の一挙一動が妊娠にとって良いことなのかどうか自信が持てない
⑥ 結婚して子どもがいないと女性として一人前でない，という考えから自尊心が下がりやすい
⑦ 子どもがいると幸せで，居ないと不幸せだ，という思考
⑧ 主婦や親子連れが多い状況を避ける生活をするために，日常生活から喜びを得る機会を逃しやすい
⑨ 不育症の治療などからくる患者の疲労という面を，本人も夫や周囲も見逃しやすい
⑩ 配偶者と患者の不育症に対する考えの温度差まで，患者が把握していることは多くない

Nakano Y, et al. Psychol Res Behav Maneg 2013; 6: 37-43.

3. 精神的ストレスによって流産は起こるか？

　流産，死産を繰り返すことで精神疾患を発症することは明らかですが，では精神的ストレスが流産を起こすでしょうか？
　その証明として，いくつかの研究成果があります．

1. 流産モデルマウスを用いて音刺激ストレスを与えることで流産率が上昇する[10]．
2. ストレススコアの高い女性では子宮脱落膜組織の免疫担当細胞である MCT^+，$CD8^+$，$TNF-\alpha^+$ の増加がみられた[11]．

免疫学的に半分は異物（semi-allograft）である胎児を受け入れる免疫学的妊娠維持機構として精神神経サイトカイン／内分泌 Pathway という概念が

表8-5 反復流産患者において抑うつの強い場合は次回流産を起こしやすい

SCL90R	次回妊娠帰結		p値	Bonferroni p値
	流産 (6)	成功 (35)		
抑うつ	1.039 ± 0.32	0.464 ± 0.50	0.004	0.036
身体化症状	0.667 ± 0.40	0.393 ± 0.44	0.174	1.566
不安	0.683 ± 0.48	0.254 ± 0.41	0.082	0.738
強迫症状	0.733 ± 0.26	0.494 ± 0.43	0.09	0.81
対人過敏	0.796 ± 0.22	0.438 ± 0.51	0.01	0.09
敵意	0.778 ± 0.59	0.243 ± 0.38	0.079	0.711
恐怖症性不安	0.262 ± 0.21	0.135 ± 0.22	0.216	1.944
妄想観念	0.500 ± 0.42	0.205 ± 0.33	0.153	1.377
精神病性症状	0.500 ± 0.31	0.137 ± 0.20	0.034	0.306

Sugiura-Ogasawara, et al. Hum Reprod 2002; 17(10): 2580-2584.

1990年代に提唱されました．また，精神的ストレスが身体疾患に影響する証拠としては，

> 3. 家族の介護を強いられている女性は対照と比較して傷の治りが遅く，Lipopolysaccharide, TNF, GM-CSF 刺激後の IL-1β mRNA 産生が阻害された[12]．

といった実験的研究も示されています．精神的ストレスが身体的疾患に影響を及ぼすことは間違いないでしょう．しかし，精神的ストレスによって流産が起こることを直接示した研究は限られています．

　私たちは，抑うつ状態の強い患者がそうでない患者と比較してその次の妊娠で流産となりやすいことを報告しました（表8-5）[13]．この研究は45人の2回流産を繰り返した夫婦に半構造化面接による心理社会因子を調べ，次回妊娠経過をフォローアップした前方視的コホート研究です．その後，流産となったのは10例であり，4例は胎児染色体異常のために除外しました．そ

の後の流産が6例と少ないことがこの研究の限界です．その後の追試が報告されていないことから，抑うつ，不安によって流産が起こるかどうかは結論に至っていません．

4. 仕事と流産の関係

　ストレスと言った時に何を指標とするのか，その基準の選択は難しいものです．一つの指標として，勤務形態と流産の関係を調べた研究成果が報告されています．米国の研修医は長時間勤務で知られていますが，女性研修医と男性研修医のいろいろな仕事をもつ妻の流産率，死産率に差はないことが示されています（表8-6）[14]．女性研修医の流産率が高い傾向にありますが，年齢が高いことが要因と思われます．古い文献であり多変量解析は行われていません．

　2014年のSystematic reviewでは，シフト勤務をする女性は8-18時の定時勤務の女性と比較して流産率の差はありませんでした（表8-7）[15]．ただし夜勤については，定時勤務の女性の1.4倍の流産率でした．これは精神的ストレスというよりも昼夜が逆転することによって内分泌環境に影響を及ぼした結果と推定されます．

　一方，看護師とそうでない女性の流産率を調べた比較的最近の台湾の全国調査では看護師の流産率は高くはないという結果でした（表8-8）[16]．長時間勤務，シフトワーク，長時間の立ち仕事，重いものを持つ仕事を持つ女性の早産率が高いことはよく知られています[17]．早産に近い後期流産と初期流

表8-6 米国研修医女性と男性研修医のパートナーの流産率，死産率

	女性研修医	男性研修医の妻	P値
流産	13.8％（178/1293）	11.8％（176/1494）	0.12
死産	0.2％（3/1293）	0.5％（8/1494）	0.2

Klebanoff, et al. N Engl J Med 1990; 323(15): 1040-1045.

表8-7 女性の勤務形態と生殖帰結に関する Systematic review とメタ解析

	シフト勤務	定時勤務	OR (95%CI)	補正 OR	夜勤	定時勤務	OR (95%CI)	補正 OR
不妊症	11.3% (529/4668)	9.9% (2354/23811)	1.8 (1.01-3.20)	1.12 (0.86-1.44)				
初期流産	11.8% (939/7931)	12.1% (1898/15673)	0.96 (0.88-1.05)	-	13.0% (237/1823)	10.7% (1201/11195)	1.29% (1.11-1.50)	1.41 (1.22-1.63)

Stocker, et al. Obstet Gynecol 2014; 124(1): 99-110.

表8-8 看護師と他職種の女性の流早産率：台湾の全国調査

	Nurse n = 3656	Non-nurse n = 111889	OR (95% CI)	補正 OR (95% CI)
流産	6.0%	5.3%	1.16 (1.00-1.34)	0.90 (0.75-1.07)
早産	8.1%	4.4%	1.91 (1.68-2.17)	1.46 (1.28-1.67)

Yang, et al. Birth 2014; 41(3): 262-267.

産の発生機序は異なるでしょう．多くの疫学研究では初期流産と後期流産を区別していません．今のところ仕事のせいで流産するという科学的根拠は明らかではありません．

5. Tender Loving Care
：精神療法は生産率に寄与するか？

　Stray-Pedersen らは原因不明習慣流産患者に対する精神的支援を世界で初めて提唱し，Tender Loving Care（TLC）と呼びました（表8-9）[18]．TLC を行うことで86％が生児獲得し，TLC のない群の33％よりも有意に生産率が高い結果でした[18]．しかし，この研究は無作為割り付け試験（RCT）ではなく，近所の人は通院して TCL を受け，遠方の人は地元で診察を受ける，という選択が行われていました．この方法では，遠方の患者さんをすべ

表8-9 Stray-Pedersenの提唱するTender Loving Care（TLC）

毎週通院して習慣流産専門医が診察する
重労働や旅行を避けてできるだけ安静にするようにアドバイスする
前回流産した時期に少なくとも2週間ベッド上の安静にする
性交禁止
ホルモン剤投与は行わない

てfollow upできていたかどうかがわかりません．流産率は年齢，既往流産に依存しますが，この研究では患者背景は示されていませんでした．

　原因不明の不育症患者に対して精神的支援を行うことで，次回の妊娠成功率を改善させたという報告がいくつかあります．Cliffordの研究では，妊娠初期に来院し，医師の支持的ケアを受けた患者の流産率は26％であり，来院しなかった患者の流産率51％と比べると低い結果でした[19]．51％というのは既往流産5回に相当し，かなり悪い成績です．来院しなかった患者さんの帰結をどのように調べたのでしょうか？　来院しなかった患者さんに研究的に電話をすると出産されていることはよく経験します．臨床研究では試験対象患者基準（inclusion criteria）をあらかじめ設定して，前方視的にすべての患者さんをフォローすることが重要であり，RCTではないこれらの研究の結果を信頼することはできません．

　私たちは，2000年頃まで，基礎体温表によって正確に妊娠週数を決定して妊娠4週から8週まで入院安静する支持的精神療法を実施していました．不育症専門医が週に2回超音波を施行し，出血があればすみやかに対応し，主として大部屋で同じ経験をもつ患者さん同士がコミュニケーションを取れることで好評でした．しかし，支持的精神療法を受けた患者と2000年以降の外来管理を行った場合の出産成功率に差はみられないことがわかりました（表8-10）[20]．この報告は「血液中のNK細胞活性が高くてもその後の流産率に差はない」ことを主題とした論文でしたが，年齢と既往流産回数を交絡因子として多変量解析を行い，入院安静は出産に寄与しないことを示しました．仕事を休み，ストレスから解放されても結果は変わらないことを示しています．

表 8-10 入院安静を行っても初期流産予防効果は認められなかった

		流産率 % (n)	Crude analysis			年齢で補正した OR			多因子で補正した OR			Trend-p value
			OR (95%CI)	P値		OR (95%CI)	P値		OR (95%CI)	P値		
NK細胞活性	5〜24	28.1% (41/146)	Reference			Reference			Reference			0.365
	25〜34	17.9% (24/134)	0.56 (0.32-1.00)	0.046		0.55 (0.31-0.98)	0.042		0.56 (0.31-1.00)	0.051		
	35〜46	22.6% (31/137)	0.75 (0.44-1.28)	0.293		0.73 (0.42-1.26)	0.261		0.78 (0.45-1.36)	0.385		
	47〜74	20.7% (28/135)	0.67 (0.39-1.16)	0.154		0.69 (0.39-1.20)	0.186		0.73 (0.41-1.30)	0.282		
年齢	19〜29	13.2% (22/167)	Reference						Reference			0.0002
	30〜31	28.7% (33/115)	2.65 (1.45-4.85)	0.0015					2.49 (1.35-4.59)	0.0036		
	32〜35	20.9% (33/158)	1.74 (0.96-3.14)	0.0658					1.46 (0.79-2.71)	0.226		
	36〜45	32.1% (36/112)	3.12 (1.72-5.68)	0.0002					2.54 (1.35-4.76)	0.0037		
既往流産回数	2	18.9% (72/381)	Reference			Reference			Reference			0.0014
	3	28.8% (40/139)	1.73 (1.11-2.71)	0.012		1.57 (0.99-2.48)	0.055		1.38 (0.85-2.26)	0.198		
	4	34.6% (9/26)	2.27 (0.97-5.30)	0.052		1.84 (0.77-4.37)	0.168		1.65 (0.67-1.10)	0.280		
	5〜6	50.0% (3/6)	4.29 (0.85-21.70)	0.090		3.56 (0.68-18.55)	0.132		3.73 (0.69-20.10)	0.126		
入院安静	あり	18.2% (47/258)	Reference			Reference			Reference			
	なし	26.2% (77/294)	1.59 (1.06-2.40)	0.016		1.59 (1.06-2.)	0.026		1.28 (0.81-2.02)	0.288		

Katano, et al. Fertil Steril 2013; 100(6): 1629-1634.

8 心理社会因子

またこうした支持的精神療法の流産率への効果については，RCT は行われていないため証明されていません．

6. 抑うつ・不安を持つ患者に対する精神的支援

生産率に寄与するかどうかは別として，不育症を抱える夫婦の精神心理的苦痛は明らかであり，医療者による支援が求められています．
産婦人科診療ガイドライン産科編 2017 の「CQ204 反復流産・習慣流産」

表8-11 日本産科婦人科学会・医会 診療ガイドライン産科編 2017

CQ204 反復・習慣流産患者の診断と取り扱いは？
1. 原因の検索，結果の説明では精神的支援を行いカップルの不安をできるだけ取り除く．(B)
2. 原因特定の有無にかかわらず，その後の妊娠では不安を緩和する精神的支援を行う．(B)
3. 反復・習慣流産患者には以下を説明する．(B)
    1) 加齢と既往流産回数増大は次回妊娠成功率を低下させる．
    2) Answer 4 に示す検査を行っても 50％以上の症例で原因が特定できない．
    3) 原因が特定できない場合は，既往の流産が胎児染色体異常の繰り返しである可能性も考えられる．
    4) 以下の検査を実施しても原因が特定できない場合，確立された治療法はない．
    5) 原因が特定できなくても特に高年齢でなければ，既往流産が 3-4 回女性の場合，次回妊娠が無治療で継続できる率は 60〜70％である．
4. 反復・習慣流産原因を検索する場合には以下の検査を行う．
    1) 抗リン脂質抗体（ループスアンチコアグラント，抗カルジオリピン抗体，抗カルジオリピンβ2GP1 抗体）(A)
    2) カップルの染色体検査（患者およびパートナーの意志および希望の確認が必要）(B)
    3) 子宮形態異常検査（経腟超音波検査，子宮卵管造影，子宮鏡など）(A)
    4) 新たに流産した場合，流産物（胎盤絨毛あるいは流産胎児）の染色体を検査する．(C)
5. 国際診断基準を満たす場合は抗リン脂質抗体症候群と診断する．(A)
6. 夫リンパ球免疫療法の有効性については否定的意見が多い．適応（解説参照）を十分吟味し，実施する場合には放射線照射後夫リンパ球を使用する．(A)

（表8-11）には，「2. 原因特定の有無にかかわらず，その後の妊娠では不安を緩和する精神的支援を行う（B）」「3. 反復・習慣流産患者には以下を説明する（B）」として，加齢と既往流産回数増大は次回妊娠成功率を低下させること，系統的な検査を行っても50％以上の症例で原因は特定できないこと，原因が特定できない習慣流産に対する確立された治療法はないこと，原因が特定できなくても特に高齢ではなければ，既往流産が3-4回女性の場合，次回妊娠が無治療で継続できる率は60～70％であることが明示されています．

私たちは，不育症系統的検査を行い次回妊娠成功率の説明を行った前後で，K6（気分障害・不安障害のスクリーニング）のスコアが有意に改善したことを報告しました（表8-12）[4]．その中で，症例は少ないですが，均衡型転座が明らかになった場合はK6の改善はみられませんでした．均衡型転座の生産率が低いことはよく知られているためかもしれません．この研究では，系統的検査と不育症専門医であり臨床遺伝専門医による結果の説明が精神的

表8-12 精査，次回妊娠への対応の説明を受けることによって抑うつスコアが有意に低下した

	第一回目質問	第2回目質問*	p値
K6	7.6 (5.2)	5.2 (4.3)	< 0.0001
SCL90R			
抑うつ	0.9 (0.7)	0.8 (0.7)	0.02
身体化症状	0.5 (0.5)	0.5 (0.4)	NS
不安	0.5 (0.5)	0.5 (0.6)	NS
強迫症状	0.7 (0.6)	0.7 (0.7)	NS
対人過敏	0.7 (0.6)	0.7 (0.7)	NS
敵意	0.5 (0.5)	0.5 (0.6)	NS
恐怖症性不安	0.3 (0.5)	0.3 (0.5)	NS
妄想観念	0.3 (0.4)	0.4 (0.6)	0.02
精神病性症状	0.3 (0.4)	0.3 (0.4)	NS

*初診時に第1回自記式調査，系統的検査結果説明後に第2回自記式調査が行われた

ケアにつながった可能性があります．一方，対照がないために，時間の経過によって K6 が自然に低下したことは否定できません．

7. 不育症特異的な認知行動療法

　では，不育症患者に対する専門的な精神療法の有効性はどうでしょうか．私たちは世界で初めて不育症患者に特化した認知行動療法を考案しました[9]．

　認知行動療法（cognitive-behavior therapy: CBT）とは，1960 年代にうつ病の非薬物療法を考えていた Beck AT が，精神分析に端を発しその理論をパラダイムシフトさせて考案した認知療法と，パブロフの犬でおなじみの行動心理学理論を元にした行動療法が徐々に統合され，1980 年代に入り大きな流れとなり展開した分野です．1990 年代には効果があるとされる幾つかの治療要素が疾患毎にパッケージ化される動きが盛んになり今日に至っています．

　また，CBT は元来，基礎理論を元に臨床実践し数値化して効果を検証する，という実証的視点をもっており，この 20 余年間で台頭してきた "実証に基づく医療（evidence based medicine: EBM）" の流れと相乗効果をもたらし合いながら発展してきました．

　わが国における CBT は，20 世紀中に国内の先駆者らが地道に築いた地盤

表 8-13 不育症の原因別抑うつ，不安障害の改善

	抗リン脂質抗体 (n = 9)	子宮奇形 (n = 8)	染色体転座 (n = 6)	絨毛膜羊膜炎 (n = 5)	甲状腺機能低下 (n = 9)	原因不明 (n = 126)
2nd K6	3.44 (3.43)	4.75 (3.15)	8.00 (3.85)	6.20 (4.09)	6.00 (4.69)	5.10 (4.32)
1st K6	6.56 (5.48)	7.63 (3.66)	6.33 (5.85)	13.2 (7.82)	8.67 (4.58)	7.33 (5.06)
2nd depression	0.55 (0.38)	1.10 (0.78)	1.04 (0.64)	0.97 (0.82)	0.87 (0.86)	0.74 (0.69)
1st depression	0.79 (0.55)	1.02 (0.72)	0.92 (0.93)	0.97 (0.46)	1.07 (0.78)	0.87 (0.68)
2nd anxiety	0.22 (0.27)	0.79 (0.76)	0.40 (0.26)	0.64 (0.68)	0.69 (0.95)	0.42 (0.53)
1st anxiety	0.30 (0.30)	0.67 (0.61)	0.43 (0.74)	0.78 (0.47)	0.70 (0.85)	0.43 (0.50)

を基に，EBMの追い風を受けて2000年代に入り確実に普及が進みつつあります．名古屋市立大学精神科では，2001年から本格的にCBTを導入した臨床を行っています．

うつ病に対するCBTは，Beck ATらの認知療法的側面と，Lewinsohn Pらが推進した行動療法的側面が，相互に作用しながら発展を遂げてきました．うつ病に対してCBTやその近縁の治療で使われる治療技法には，次のようなものがあります．

1. 認知再構成（狭義の認知療法）
2. 行動活性化
3. 問題解決技法
4. アサーション
5. 状況分析（慢性化したうつ病へ適用）

人が特定の状況におかれたとき，体，気持ち，考え，行動が特定の反応を示します．身体症状や気持ちを制御することはできませんが，考えや行動を変えることで症状や気持ちを変化させるのがCBTです（図8-1）．

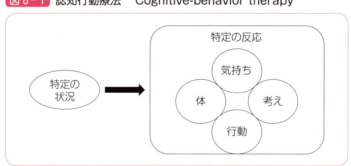

図8-1 認知行動療法　Cognitive-behavior therapy

学習理論に基づく行動変容法・理論を総称して行動療法，一方，認知や感情に焦点を当てる心理療法を認知療法と呼ぶ．これらが結びついて認知行動療法と呼ばれるようになった．

表8-14 抑うつを伴う不育症女性への認知行動療法の内容

1. 反復流産についての個人的な経験と状況，問題点の整理
2. 不快になる状況で認知行動モデルの作成
3. 自動思考を深め，自分自身の自動思考を把握する
4. 妊婦さんや親子連れに馴れ，圧倒されないための練習
5. 妊娠・出産に関する話題や質問に圧倒されないための練習
6. 出産しない生活のための準備

Nakano, et al. Psychol Res Behav Maneg 2013; 6: 37-43.

173人の不育症患者さんを対象として検査結果の説明後にK6を行い，5点以上の58人のうち同意の取得できた17人に構造化面接を行いました．気分障害もしくは不安障害と診断された14名に対して，認知行動療法を実施しその有益性について検討しました．表8-4で示した不育症女性に特徴的と考えられる認知・行動パターンに焦点を当てたプログラムを構成し，平均8.9回の個人セッションを実施しました（表8-14）．ベースラインと比較してBDI，STAI共に有意に改善を認めました．しかし，この研究には対照の設定がなく，介入の有効性を示すには無作為割り付け試験（randomized control trial: RCT）による検証が必要です．

一方，流産後の患者に対して，看護師による支持的精神療法のRCTが海外から報告されていますが，この介入は3か月後のBDI，精神的健康度（GHQ-12）を指標としてCBTの有効性を認めませんでした[21]．サブ解析によって，BDIベースライン高値群に対する介入の効果が示唆されたため，私たちの研究と照らし合わせても，抑うつ・不安が強い患者を対象としたCBT介入プログラムは有用なのかもしれません．

8. 不育症に対する社会の認識

米国において，18歳から69歳の男女1084人を対象とした流産の認識に関する33項目の質問紙による国民調査が行われました（図8-2）[22]．15%

図 8-2 米国における 18 歳から 69 歳の男女 1084 人を対象とした流産の認識に関する国民調査

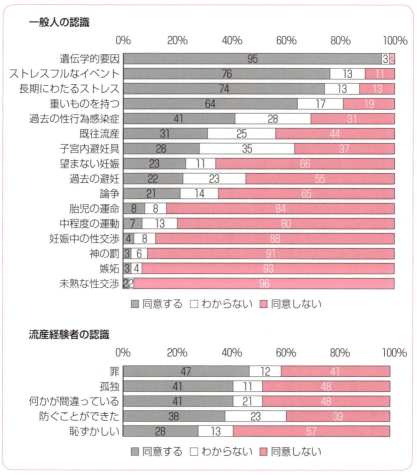

Bardos, et al. Obstet Gynecol 2015; 125(6): 1313-1320.

の人が1回以上の流産を経験していましたが，流産の頻度は5％以下と認知されていました．賛同する流産の原因として，「ストレスフルなイベント」が76％，「長期にわたるストレス」が74％，「重いものを運んだこと」が64％と回答しており，医学的要因よりもむしろ，流産を当事者の心理的側

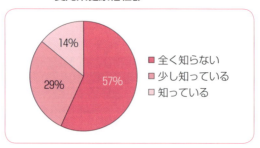

図8-3 「妊娠と出産に関する意識調査」2013年
愛知県健康福祉部

頻度が高く，少子化対策に直結するわりに
不育症の認知度は低い．

面や行動に結び付けやすい傾向がうかがえます．流産経験者の47％は罪の意識を感じており，57％の人は原因不明だったにも関わらず，38％がそれらの流産を防ぐことができただろうと感じていました．この国民調査は一般の人々がいかに「流産はストレスによって起きるといった間違った認識をしている」ことを示すものです．

　一方，日本では流産の認識に関する国民調査は行われていません．私たちが2013年に愛知県健康福祉部とともに行った愛知県民を対象とした「妊娠と出産に関する意識調査」の中で「不育症を知っているか」という質問に対し，57％が全く知らないと答えました（図8-3）．20人に1人が不育症に罹患し，38％が流産を経験しているにもかかわらず，この認知度の低さはなぜでしょう．

9. 流産によって抑うつ，不安障害が発症する機序

　日本には「女性は子供を産んで一人前である」という考え「母性神話（Maternal myth）」が存在します．私たちは339人の不育症女性を対象として，母性神話に関する質問を受けた経験と嫌な気持になったかどうかを調

表8-15 母性神話（Maternal Myth）

	はい	はい（嫌な気持）
結婚しているとわかるとすぐお子さんは？と質問される	82.8%	53.8%
子どもがいないと嫁として認められない	19.1%	18.2%
"嫁して3年子なきは去れ"といわれた	2.2%	2.2%
自分の言動を子どもを産んだことがないせいだと言われた	16.7%	16.4%
子どもを産んだことがないため一人前と認められない	15.4%	15.1%
子どもがいないために経済的に裕福であると言われた	39.3%	25.2%
子どもがいないために近所付き合いができないことがあった	30.3%	18.0%

名古屋市立大学不育症患者339人

査しました（**表8-15**，論文未発表）．53％の女性が「結婚していることがわかると，お子さんは？」と質問され，18％の女性が「子供がいないと嫁として認められない」という経験をして嫌な思いをしていました．本人が嫌な思いをしているならそれはマターナル・ハラスメント（maternal harassment）です．

　流産は単なる喪失のライフイベントであるだけでなく，ストレスや仕事のせいで起こるといった間違った認識のために女性が責任を感じ，自責の念や自尊感情の低下にもつながる可能性があります（**図8-4**）．当事者が流産を恥ずかしいこととして隠すため，一般の認知度はますます低下するという悪循環を繰りかえします．そのため，一層社会から孤立し，抑うつ，不安を助長することになります．また，日本では不妊症や流産の生殖知識が初等教育で行われていないため，妊娠最大の合併症である流産が15％もの高頻度でありながら知られていません．人間には予期不安を持つことで心を守る仕組みがありますが，妊娠反応が陽性になると無邪気に子供の名前まで考えてしまう日本人女性にとって，流産のショックはより大きいのでしょう．

　女性や社会に対して不育症の啓発をすることの意義は大きいと思われます．

図8-4 抑うつ・不安障害が起こる機序

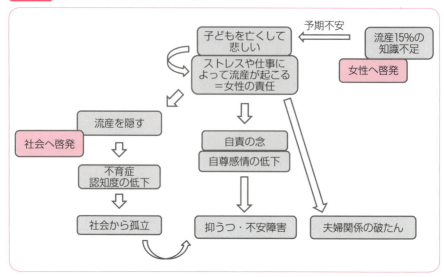

10. 豆柴ダイヤル

　名古屋市は2012年5月から不育症患者を対象とした電話相談「豆柴ダイヤル」を開設しました（図8-5）．不育症に精通した心理士と助産師が対応し，不育症専門医が後方支援を行っていることが特徴です．検査についての相談が最も多く，本来の目的であるカウンセリングの頻度は多くありませんが，カウンセリングの所要時間は平均25分と長く，1時間を超えることもありました（図8-6）．相談者は女性だけでなく，配偶者，親であることもあり，名古屋市内よりも愛知県，県外の件数が多く，海外からの相談もありました．各地の不育症診療施設を紹介し，36％が受診につながっています（図8-7）．

図8-5 名古屋市不育症相談窓口

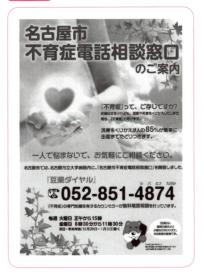

図8-6 主な相談内容

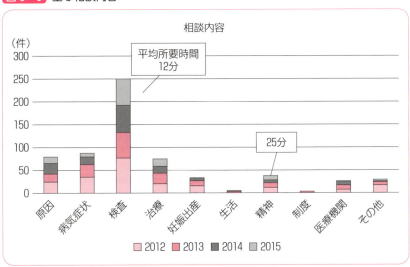

8 心理社会因子

図 8-7 2015年度の「相談内容」

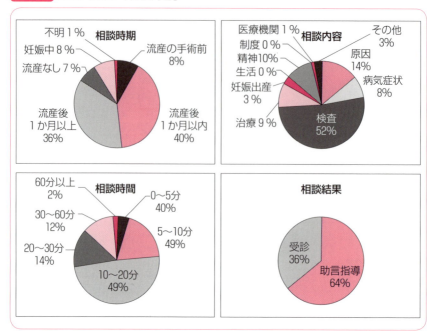

電話相談の1例と心理士の対応

実際の症例を示します．「34歳から〜」というお話をされました．

まず，相談者のペースで傾聴しながら問題を整理します．流産直後で心理的負担が大きい時期に電話をいただく方が多いので，まずは相談者のペースで傾聴していくことを第一としています．それを整理したものが**表8-16**です．

こうした相談に対し支持的なカウンセリングを実施しながら，心理的負担の軽減をはかることに努めています（**表8-17**）．

苦悩を抱えながらも妊娠に向き合い続ける夫婦に対して，まずは適切な診療と検査，正しい医学的知識を提供するカウンセリングを通じて，医療者も同行し続ける姿勢を伝えることこそが，精神的支援となるのかもしれません．

表8-16 相談者の話を整理する

相談者：36歳女性　相談時間27分　流産3回

妊娠，流産歴，不育症検査の内容，現在の主治医の見解について
34歳から1年に1回のペースで妊娠，初期流産．今年から不妊クリニックへも通い，3回目は心拍確認後9週で流産．2回目の流産後に保険適用範囲で不育症検査をしたが，原因不明．今回は胎児の染色体検査を提出して結果を待っている．

相談者の認識，今後の対応として考えていること
2回目の流産後，検査結果は特に問題なかったが，先生から提案され，今回は妊娠してからアスピリンと漢方を使った．検査で問題なかったことと，治療に期待していたこともあり，流産となり，今までで一番ショックが大きい．周りは出産が多い年だったが，自分のような体験をしている人はいない．年齢を焦る気持ちは大きいけれど，また流産することの怖さを思うと，もう妊娠自体をあきらめた方がいいのか知れないと思っている．

落ち込みや自責感など心理的側面，夫との関係性，これまでのコーピングについて
妊娠中も，出された薬の赤ちゃんへの影響が怖かったし，また流産するのではという不安を常に抱えていた．主治医に薬の不安を伝えたら，じゃあ止めますかと言われただけで，それ以上は話せなかった．夫はまだあきらめるのは早いんじゃないかと言うし，申し訳ないと思うが，体も心もつらい．

表8-17

- 不育症検査，電話相談を利用したことなど，これまでの相談者の取り組んできた行動を具体的に確認しながら保証．

「これまでの経緯を教えていただけますか．」「赤ちゃんの染色体検査を受けられたので，今回の流産の原因には大切な情報となると思います．」

- 気持ちのつらさは，繰り返す流産による心理として当然であることを伝えながら共感的に傾聴，気持ちをねぎらう．

「今回こそという思いがあったのですね．」「妊娠してからの不安もこれまでのことを思うと当然だと思います．」「ご主人の思いは理解できても，気持ちはまだ追いつかないのですね．」「まだ直後ですし，今は検査結果を待つ間に体と心を休めること，電話相談での情報収集で十分されていると思います．」

- 原因不明であれば無治療であっても7割が出産に至っていること，科学的根拠に基づいた薬剤治療に対する情報提供

「今の時点での不育症検査であなたには明らかな原因がないようなので，34歳という年齢であれば7割の方が無治療でも赤ちゃんを授かっています．」「使用された薬剤は大きな副作用のある薬ではなく，流産の方には使用されることがあります．ただ，当院でも過去には原因不明の方への薬剤投与の研究を行ってきましたが，明確な効果のあるものはありませんでした．」

- 主治医とのコミュニケーションの負担もあり，希望があれば，専門施設の受診も一つであることを伝え，具体的な受診方法を情報提供

「赤ちゃんの染色体検査の結果が出た時点で，今後について一度専門医に相談することは気持ちの整理になるかも知れません．」「お住まいの近くの専門医は○○と△△になります．」

文献

1) Berle BB, Javert CT. Stress and habitual abortion, their relationship and the effect of therapy. Obstet Gynecol 1954; 3(3): 298-306.
2) Neugebauer R, Kline J, Shrout P, et al, O'Connor P, Geller PA, Stein Z, Susser M. Major depressive disorder in the 6 months after miscarriage. JAMA 1997; 277(5): 383-388.
3) Lok IH, Neugebauer R. Psychological morbidity following miscarriage. Best Pract Res Clin Obstet Gynaecol 2007; 21(2): 229-247.
4) Sugiura-Ogasawara M, Nakano Y, Ozaki Y, et al. Possible improvement of depression after systematic examination and explanation of live birth rates among women with recurrent miscarriage. J Obstet Gynaecol 2013; 33(2): 171-174.

5) Aoki K, Furukawa T, Ogasawara M, et al. Psychosocial factors in recurrent miscarriages. Acta Obstet Gynecol Scand 1998; 77: 572-573.
6) Kagami M, Maruyama T, Koizumi T, et al. Psychological adjustment and psychosocial stress among Japanese couples with a history of recurrent pregnancy loss. Hum Reprod 2012; 27(3): 787-794.
7) Beutel M, Willner H, Deckardt R, et al. Similarities and differences in couples' grief reactions following a miscarriage: results from a longitudinal study. J Psychosom Res 1996; 40(3): 245-253.
8) Sugiura-Ogasawara M, Suzuki S, Ozaki Y, et al. Frequency of recurrent spontaneous abortion and its influence on further marital relationship and illness: The Okazaki Cohort Study in Japan. J Obstet Gynaecol Res 2013; 39(1): 126-131.
9) Nakano Y, Akechi T, Furukawa T, et al. Cognitive behavior therapy for psychological distress in patients with recurrent miscarriage. Psychol Res Behav Manag 2013; 6: 37-43.
10) Arck PC, Merali FS, Stanisz AM, et al. Stress-induced murine abortion associated with substance P-dependent alteration in cytokines in maternal uterine decidua. Biol Reprod 1995; 53(4): 814-819.
11) Arck PC, Rose M, Hertwig K, et al. Stress and immune mediators in miscarriage. Hum Reprod 2001; 16(7): 1505-1511.
12) Kiecolt-Glaser JK, Marucha PT, Malarkey WB, et al. Slowing of wound healing by psychological stress. Lancet 1995; 346(8984): 1194-1196.
13) Sugiura-Ogasawara M, Furukawa TA, Nakano Y, et al. Depression influences subsequent miscarriage in recurrent spontaneous aborters. Hum Reprod 2002; 17(10): 2580-2584.
14) Klebanoff M, Shiono P, Rhoads C. Outcomes of pregnancy in a national sample of resident physicians. N Engl J Med 1990; 323(15): 1040-1045.
15) Stocker LJ, Macklon NS, Cheong YC, et al. Influence of shift work on early reproductive outcomes: a systematic review and meta-analysis. Obstet Gynecol 2014; 124(1): 99-110.
16) Yang HJ, Kao FY, Chou YJ, et al. Do nurses have worse pregnancy

outcomes than non-nurses? Birth 2014; 41(3): 262-267.
17) Palmer KT, Bonzini M, Bonde JP; Multidisciplinary Guideline Development Group; Health and Work Development Unit; Royal College of Physicians; Faculty of Occupational Medicine. Pregnancy: occupational aspects of management: concise guidance. Clin Med (Lond) 2013; 13(1): 75-79.
18) Stray-Pedersen B, Stray-Pedersen S. Etiologic factors and subsequent reproductive performance in 195 couples with a prior history of habitual abortion. Am J Obstet Gynecol 1984; 148(2): 140-146.
19) Clifford K. Future pregnancy outcome in unexplained recurrent first trimester miscarriage. Hum Reprod 1997; 12(2): 387-389.
20) Katano K, Suzuki S, Ozaki Y, et al. Peripheral natural killer cell activity as a predictor of recurrent pregnancy loss: a large cohort study. Fertil Steril 2013; 100(6): 1629-1634.
21) Kong GW, Chung TK, Lok IH. The impact of supportive counselling on women's psychological wellbeing after miscarriage--a randomised controlled trial. BJOG 2014; 121(10): 1253-1262.
22) Bardos J, Hercz D, Friedenthal J, et al. A national survey on public perceptions of miscarriage. Obstet Gynecol 2015; 125(6): 1313-1320.

9 自費診療のエビデンス

1. 免疫療法

　母体にとって胎児は半同種移植片（semi-allograft）であるにもかかわらず，免疫学的拒絶を免れています．1953 年，Medawar は妊娠を自然の移植成功例と捉え，

① 胎児は抗原として未熟であり，母体免疫細胞に認識されない．
② 子宮は免疫学的に特殊な部位にあり，母体免疫能は妊娠中低下している．
③ 母児間は胎盤によって隔絶されている．

という仮説を提唱しました[1]．これらは現在否定されていますが，生殖免疫学の基盤となりました．

　絨毛外絨毛細胞には古典的 HLA Class I，II 抗原は存在せず，HLA-G，HLA-C，HLA-E 抗原が発現しています．これらは拒絶されることなく認識され，子宮脱落膜からは成長因子，サイトカイン，ホルモンが分泌され，受精卵側からも成長因子，サイトカインが分泌され，受精卵と子宮脱落膜相互の cross-talk により免疫学的妊娠維持機構が形成されると考えられています[2]．

夫リンパ球

　1981 年に習慣流産に対する免疫療法が報告され，その後約 20 年間夫リンパ球による免疫療法が世界中で実施されました[3]．夫婦の HLA の一致率が

高いと免疫学的妊娠維持機構が形成されずに流産すると推測されていました．当時は誰もが3回流産した人は次回100％流産すると思っていました．しかし，その後，習慣流産夫婦のHLA一致率についても否定されました．そもそも，免疫学的拒絶は着床直後に起こるものではないでしょうか．世界中の研究者も2〜3回流産した患者さんが無治療でも出産に至ることを臨床的にも経験し，夫リンパ球による免疫療法の有効性に疑問がもたれ始めました．1999年に夫リンパ球と生理食塩水の無作為割り付け試験によって，免疫療法の有効性は否定されました[4]．米国FDAは，夫リンパ球を用いる免疫療法は輸血と同様に対宿主移植片反応による重篤な合併症が懸念されるため，予防のために放射線照射を必ず行い，臨床研究としてのみ実施されることを勧告しました．

わが国では免疫賦活剤ok-432（ピシバニール）を用いた免疫療法がときどき実施されています．私たちは夫リンパ球を遠心分離する煩雑さを避けるためにok-432の臨床試験を行い，夫リンパ球と同程度の効果であることを報告しました[5]．つまり，ok-432は生理食塩水と同等の成績であり，流産予防の効果はありません．

NK細胞活性

子宮NK細胞が妊娠維持に重要であることは否定しようがありませんが，末梢血NK活性を臨床的に測定する意義はありません．

子宮脱落膜の免疫担当細胞は70％がnatural killer（NK）細胞，20％がマクロファージ，10％がT細胞であり，B細胞，NKT細胞，樹状細胞は少数です．脱落膜のNK細胞は末梢血のNK細胞と種類が異なり，子宮NK細胞と呼ばれています．子宮NK細胞は着床期に増加し，妊娠中期，後期には減少します．子宮NK細胞は絨毛細胞に対して細胞障害活性を示さないことも証明されています．絨毛外絨毛細胞には古典的HLA Class I, II抗原は存在しないため，T細胞からの攻撃を免れ，絨毛細胞のHLA-Gは子宮NK細胞のkiller cell inhibitory receptorに認識され，NK細胞からの攻撃も免れています．子宮NK細胞からはM-CSF, GM-CSF, LIF, IFN-γ,

TGF-βを分泌して着床や絨毛細胞の増殖を促しています.

1996年に私たちは末梢血のNK細胞活性が高い人は正常な人と比較してその後の流産率が高いことを発表しました[6].世界中に大きな反響があり,臨床的に末梢血NK活性を測定する施設が増加しましたが,68人の習慣流産患者さんという小規模な研究であったこと,末梢血NK活性は疼痛,運動,ストレスの影響で上昇するため,このような変動の激しいbiomarkerを用いることへの疑問がありました.そこで2013年に552人の2-6回の流産歴のある患者さんを対象として研究してみましたが,末梢血NK活性は流産の予知因子ではありませんでした(表8-10参照)[7].

2. アスピリン・ヘパリン療法

3回も流産すると次も100％流産すると思ってしまうのかもしれません.世界中で原因不明に対する科学的根拠の不明確な治療が行われているようです.夫リンパ球の免疫療法の有効性が否定されてから,抗リン脂質抗体症候

表9-1 アスピリン・ヘパリン併用療法の有効性

	アスピリン＋ナドロパリン	アスピリン単独	プラセボ	p値
参加したすべての解析				
対象者数	123	120	121	
生児獲得数.(%)	67(54.5)	61(50.8)	69(57.0)	0.63
相対リスク(95% CI)	0.96(0.76-1.19)	0.89(0.71-1.13)	1.00	
生児獲得率の絶対差(95% CI) -- %	-2.6(-15.0-9.9)	-6.2(-18.8-6.4)	—	
妊娠した女性				
対象者数	97	99	103	
生児獲得数.(%)	67(69.1)	61(61.6)	69(67.0)	0.52
相対リスク(95% CI)	1.03(0.85-1.25)	0.92(0.75-1.13)	1.00	
生児獲得率の絶対差(95% CI) -- %	2.1(-10.8-15.0)	-5.4(-18.6-7.8)	—	

Kaandorp SP, et al. N Engl J Med 2010; 362(17): 1586-1596.

群に対する治療であるアスピリン・ヘパリン療法が原因不明に対して行われました．2010年にはアスピリン単独，アスピリン・ヘパリン併用療法，プラセボの無作為割り付け試験が行われ，これらの有効性は否定されました（表9-1）[8]．

3. プロゲステロン療法

プロゲステロンは妊娠の維持に必須であり，黄体の存在する卵巣を摘出すると流産することから，流産予防のためのプロゲステロン投与が世界中で行われてきました．4つの小規模な臨床試験を含むCochrane reviewではプロゲステロン投与群においてわずかに流産率が低下することが示されました[9]．

英国36施設とオランダ施設におけるprogesterone in recurrent miscarriage（PROMISE）trialによって，1568人の原因不明習慣流産患者に対する二重盲検試験が行われました（表9-2）[10]．プロゲステロン群では妊娠反応陽性時点から12週まで400mgのプロゲステロンを2回/日腟内投与されました．836人が1年以内に妊娠し，プロゲステロン群では65.8％，プラセボ群では63.3％が生児獲得し，有意な改善効果を認めませんでした

表9-2 プロゲステロン療法の効果

妊娠帰結	プロゲステロン	プラセボ	相対リスク(95％CI)	p値
	no./total no. (%)			
臨床的妊娠（6-8週）	326/398 (81.9)	334/428 (78.0)	1.05 (0.98-1.12)	0.16
異所性妊娠	6/398 (1.5)	7/428 (1.6)	0.92 (0.31-2.72)	0.88
流産	128/398 (32.2)	143/428 (33.4)	0.96 (0.79-1.17)	0.70
死産	1/398 (0.3)	2/428 (0.5)	0.54 (0.05-5.92)	0.61
生児獲得率（妊娠24週以降）	262/398 (65.8)	271/428 (63.3)	1.04 (0.94-1.15)	0.45

Coomarasamy A, et al. N Engl J Med 2015; 373(22): 2141-2148.

(RR 1.04, 95% confidence interval 0.94-1.15). 両群間の流産率（32.2，33.4），死産率（0.3, 0.5），早産率（10.3, 9.2），先天異常率（3.0, 4.0），泌尿生殖器先天異常率（0.4, 0.4）にも有意差を認めませんでした．危惧された泌尿生殖器系を含む先天異常の上昇はありませんでしたが，生産率改善もみられませんでした．

最近，PROMISS trialを含めた10個の2回以上の初期流産を対象としたメタ解析が報告され，プロゲステロン群ではプラセボ群と比較して，16週以前の流産が減少して（RR 0.72, 95%CI 0.53-0.97），生産率が上昇し（RR 1.07, 95%CI 1.02-1.15），早産（RR 1.09, 96%CI 0.71-1.66）や新生児生殖器異常（RR 1.68, 95%CI 0.22-12.62）は増加しませんでした[11]．ただし，このメタ解析の13.9％のweightを占める論文で3回以上の習慣流産患者の流産率がプロゲステロン群6.9％（12/175），プラセボ群16.8％（29/173）というのも信じにくいことです．

一方，子宮内膜の生検を行い，内膜分子マーカーである内膜上皮細胞の核cyclinE発現を指標として，習慣流産女性116人に対してプロゲステロンをLHサージから3日後から経腟投与した場合，発現が更新している女性ではプロゲステロン投与によって生産率が改善されました[12]．2004年から2012年の観察研究であり，この指標の是非は今後の課題と思われます．

原因不明に一律，何らかの薬剤を投与することには限界があり，治療選択の指標を求めることが重要です．原因不明不育症の章（7章）で示した通り，胎児染色体数的異常を除く真の原因不明は凝固線溶系，内分泌系，代謝系など多種類の関連遺伝子が関与している複合的因子による疾患です．細分化して治療をすれば，生産率を上昇させる薬剤が証明されるという一例だと思います．適切な指標，分子マーカーを見つけることが重要ですが今のところ臨床的に有用な指標がないのが現状です．

原因不明不育症に対して投与されており，質の高い研究デザインによって生児獲得率の改善が否定的な治療を表9-3に示しました．

薬剤投与をしなくても出産可能という正確な情報が提供されないまま，治療を受けている患者さんは少なくありません．薬剤投与をしても生児獲得率

表9-3 原因不明不育症に対して無効であることが証明されている治療

原因不明不育症に対して無効であることが証明されている治療	原因不明不育症に対して有効性が不明な治療
夫リンパ球免疫療法 ピシバニール療法 アスピリン療法 アスピリン・ヘパリン療法 プレドニゾロン療法 イムノグロブリン療法 プロゲステロン療法	着床前スクリーニング 大量イムノグロブリン療法 止血薬 子宮収縮抑制薬 精神安定薬

が上昇したという臨床試験がないことを説明し，使用する場合は適応外使用であるため，「人を対象とする医学系研究に関する倫理指針」を遵守して倫理申請をして同意書を取得する必要があります．

文献

1) Billingham RE, Brent L, Medawar PB. Actively acquired tolerance of foreign cells. Nature 1953; 172(4379): 603-606.
2) Norwitz ER, Schust DJ, Fisher SJ. Implantation and the survival of early pregnancy. N Engl J Med 2001; 345(19): 1400-1408.
3) Taylor C, Faulk WP. Prevention of recurrent abortion with leucocyte transfusions. Lancet 1981; 2(8237): 68-70.
4) Ober C, Karrison T, Odem RR, et al. Mononuclear-cell immunisation in prevention of recurrent miscarriages: a randomised trial. Lancet 1999; 354(9176): 365-369.
5) Katano K, Ogasawara M, Aoyama T, et al. Clinical trial of immunostimulation with a biological response modifier in unexplained recurrent spontaneous abortion patients. J Clin Immunol 1997; 17(6): 472-477.
6) Aoki K, Kajiura S, Matsumoto Y, et al. Elevated natural killer cell activity at preconception as a predictor of a subsequent miscarriage: A prospective cohort study. Lancet 1995; 345(8961): 1340-1342.

7) Katano K, Suzuki S, Ozaki Y, et al. Peripheral natural killer cell activity as a predictor of recurrent pregnancy loss: a large cohort study. Fertil Steril 2013; 100(6): 1629-1634.
8) Kaandorp SP, Goddijn M, van der Post JAM, et al. Aspirin plus heparin or aspirin alone in women with recurrent miscarriage. N Engl J Med 2010; 362(17): 1586-1596.
9) Haas DM, Ramsey PS. Progesterone for preventing miscarriage. Cochrane Database Syst Rev 2008; (2): CD003511.
10) Coomarasamy A, Williams H, Truchanowicz E, et al. A randomized trial of progesterone in women with recurrent miscarriages. N Engl J Med 2015; 373(22): 2141-2148.
11) Saccone G, Schoen C, Franasiak JM, et al. Supplementation with progestogens in the first trimester of pregnancy to prevent miscarriage in women with unexplained recurrent miscarriage: a systematic review and meta-analysis of randomized, controlled trials. Fertil Steril 2017; 107(2): 430-438.
12) Stephenson MD, McQueen D, Winter M, et al. Luteal start vaginal micronized progesterone improves pregnancy success in women with recurrent pregnancy loss. Fertil Steril 2017; 107(3): 684-690.

10 妊娠の高年齢化と不育症

1. 女性のライフスタイルの変化

　性的役割分担が家庭の基本形態だった時代から，女性が社会に進出し，女性の継続的就労なくしては社会保障を維持することは難しい時代となりました．実は，女性が専業主婦をしてわが国の経済成長を支えてきましたが，家事・育児・介護といった従来女性が担ってきた職種の社会的評価は低いままです．昭和生まれの女性たちは「経済的自立」を目指して社会進出を果たしてきました．その結果，家事・育児・介護の外注化は進みましたが，ある程度経済力がなければ賄うことができません．生活水準維持のために共働きするカップルも少なくありませんが，幼少期から刷り込まれた意識が変わることはなく，男性の家事・育児は「手伝う」レベルにとどまっているようです．

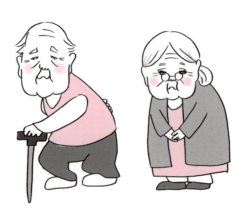

　一方で若い女性の専業主婦志向も上昇しているという統計データも見られますが，彼女たちの描く専業主婦像は高収入男性との結婚が前提であり，ご

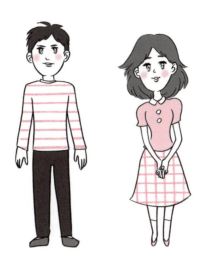

く一部の富裕層に限られることが推定されます．

　生活のために必須であった「結婚」が必須でなくなったとき，結婚は強い意志や動機が必要なものとなり，男女ともに未婚率は上昇し続けています．日本のシングルマザー率は2％未満であるため，出産にはおおむね結婚が必要となります．

　日本の第一子出産時の女性の年齢は30歳を超え，合計特殊出生率も1.40を推移しています．経済的理由によって妊娠を控えるカップルもいますが，キャリア維持のために妊娠を先送りにする女性は多く，妊娠の高年齢化によって妊娠・出産に関わる問題が顕性化してきました（**表10-1**）[1]．

表10-1　妊娠の高年齢化と増えるリスク

1. 不妊症，不育症（流産・死産）
2. 胎児染色体異常
3. 早産，胎児発育遅延，前置胎盤，分娩時出血，血栓症，妊産婦死亡
4. 精神疾患，膠原病，内分泌疾患など慢性疾患合併症妊娠
5. 異常分娩・帝王切開
6. 妊孕性温存手術（子宮がん，子宮筋腫）
7. 未経産増加に伴う子宮内膜症，子宮内膜癌の増加

2. 加齢に伴う妊孕性低下

　不妊症，流産の頻度は女性の年齢に依存し，現在どちらも約15%と推定されます．女性の加齢とともに上昇し，40歳代女性では不妊症64%，流産40%と報告されています（図10-1）[2,3]．左図は避妊と介入のない高齢な結婚がよくある集団における子どものいない割合を女性の結婚年齢別に示した調査結果であり，厳密には不妊症頻度ではありませんが加齢に伴って妊孕性が低下することを示しています．40歳代の不育症，特に不妊症合併のために体外受精を行っている患者さんの増加が目立ちます．

　男性より，女性の加齢の影響が大きいのは，精子は生涯作られ続けるのに対し，卵子は胎児期に最大数700万個から思春期には20～30万個になり，50歳の閉経まで減少し，新たに作られないことが関係しています．

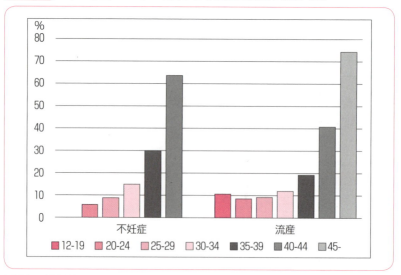

図10-1 女性の加齢とともに増加する不妊症と流産の頻度（%）

不妊症の頻度 Menken, et al. Science 1986; 233(4771): 1389-1394.
流産の頻度 Andersen, et al. BMJ 2000; 320(7251): 1708-1712.

卵子形成において，第一減数分裂は中期で停止し，排卵によって再開されますが，排卵までの時間が長いほど染色体の分配のエラーが増加します．女性の加齢にしたがって流産した胎児（胎芽）の染色体数的異常が増加します．流産でみられる染色体数的異常の多くはトリソミーであり，16番染色体トリソミーが最も高頻度に見られます．理論的に同数存在するはずのモノソミーは流産絨毛には45, X以外にみられません．胚盤胞の段階では，モノソミーはトリソミーと同数存在しますが，モノソミーは着床に至らないことがわかってきました[4]．深刻な異常ほど早期に淘汰される法則性が成り立っています．

　着床前スクリーニングとは受精卵の染色体を網羅的に調べて正常胚を移植することで流産を予防する技術であり，欧米では周期数が増加していますが，日本では倫理的な理由から日本産科婦人科学会が禁止していました．適応となる高齢習慣流産症患者さんの増加により臨床研究が始まろうとしています．着床前スクリーニングによって生産率が改善できるかどうかがまだわかっていないので，それを調べることが目的です．

　遺伝子レベルでも卵子の老化に関する論文が報告され，例えばDNA修復遺伝子であり乳がん卵巣がんの責任遺伝子であるBRCA1は高齢女性の卵子では発現が減少しています[5]．

　わが国に生まれてくる新生児の21人に1人が体外受精児という時代になりました．体外受精は多くの不妊カップルに福音をもたらしましたが，20代の生産率は周期当たり約20 %，40歳では8 %に留まります．

3. 加齢に伴う出産のリスク

　不妊症や不育症以外にも，女性の加齢によって児の染色体数的異常，早産，子宮内胎児発育遅延，前置胎盤，分娩遷延，分娩時出血，血栓症など多くの妊娠異常が増加しています．

　日本では年間97万件の分娩があり，40人前後の妊産婦死亡が起こります

が，これも加齢とともに増加します．主要な死因である分娩時出血，血栓症の増加によるものです．

　2013年4月からわが国で，母体血中の胎児free-DNAを用いた染色体数的異常（ダウン症候群，18トリソミー，13トリソミー）を診断する新出生前診断が始まり大きな話題となりました[6]．35歳の女性がダウン症候群の児を出産する確率は1/300であり，この確率は加齢とともに増加するため，羊水検査による出生前診断が従来から行われてきました．しかし，羊水検査では検査に伴う流産のリスクが0.3％程あるために，非侵襲検査である新出生前診断が高齢妊娠（35歳以上）を適応として導入されました．胎児の染色体異常が判明するとほとんどのカップルが人工妊娠中絶術を選択するため，優生思想であり差別を助長するという批判を伴っています[7]．また，安易な検査が増大することも懸念されたため，新出生前診断の実施施設は日本医学会に臨床研究として申請し，施設認定を受けた施設において遺伝カウンセリングを実施した後に診断を受ける制度が制定されました．

4．生殖知識の欠如と生殖教育の重要性

　私たちが実施した平均25歳の未婚女性を対象とした「妊娠に関する意識調査」では，「あなた自身はいくつまで自然に妊娠できると思いますか」という質問に対し，36.4％の女性が「45歳から60歳」と答えました[8]．

　わが国の学校における性教育は，birth control（家族計画）が強調されてきたため，結婚すれば容易に妊娠できるとの誤解を女性たちに与えてしまったのかもしれません．不妊症，流産，不育症の知識を正確に教える生殖教育が行われてこなかった歴史があり，多くの女性が加齢によって妊孕性を失うことを知らずに妊娠を先送りにした結果，不妊症，不育症に直面しています．学校教育において，女性が人生設計を立てる基盤となる生殖知識を伝えることが，女性の活躍の前提です．

　また，サリドマイド事件によって，日本の医師の間で薬剤による胎児奇形

のリスクが浸透している一方で，生殖知識が欠如していることも問題です．医師が投薬の際に避妊を指示し，指示を守った女性が高齢となり妊孕性をなくす症例が散見されます．精神疾患，膠原病，内分泌疾患，血液疾患などの慢性疾患にかかわる医師にもこれらの基本的な生殖知識を持つための医学教育が必要です．

文献

1) 杉浦真弓．ライフサイクルから見た女性の健康と妊孕性に関する現実．日本医師会雑誌 2016; 145(1): 17-19.
2) Menken J, Trussell J, Larsen U. Age and infertility. Science 1986; 233(4771): 1389-1394.
3) Anderson AM N, Wohlfahrt J, Christens P, et al. Maternal age and fetal loss: population based register linkage study. BMJ 2000; 320(7251): 1708-1712.
4) Franasiak JM, Forman EJ, Hong KH, et al. The nature of aneuploidy with increasing age of the female partner: a review of 15,169 consecutive trophectoderm biopsies evaluated with comprehensive chromosomal screening. Fertil Steril 2014; 101(3): 656-663.
5) Oktay K, Moy F, Titus S, et al. Age-related decline in DNA repair function explains diminished ovarian reserve, earlier menopause, and possible oocyte vulnerability to chemotherapy in women with BRCA mutations. J Clin Oncol 2014; 32(10): 1093-1094.
6) Chiu RW, Akolekar R, Zheng YW, et al. Non-invasive prenatal assessment of trisomy 21 by multiplexed maternal plasma DNA sequencing: large scale validity study. BMJ 2011; 342: c7401.
7) Nishiyama M, Sekizawa A, Ogawa K, et al. Factors affecting parental decisions to terminate pregnancy in the presence of chromosome abnormalities: a Japanese multicenter study. Prenat Diagn. 2016; 36(12): 1121-1126.
8) Sugiura-Ogasawara M, Ozaki Y, Kaneko S, et al. Japanese single women have limited knowledge of age-related reproductive time limits. Int J Gynecol Obstet 2010; 109(1): 75-76.

III部　クリニカルクエスチョン

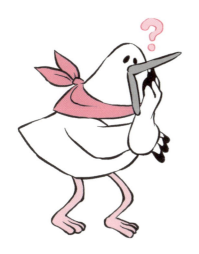
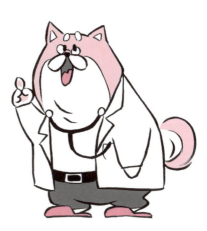

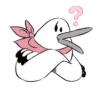

10回以上流産しましたがどうしたらいいでしょうか？

難治性習慣流産であり有効な薬剤は今のところありません．代理懐胎によって遺伝的にカップルのお子さんを出産できる可能性があります．

解説

　10回以上連続する場合難治性習慣流産です．既往流産回数が増加するにしたがって生産率は低下し，胎児（胎芽）染色体異常は減少します（図4-3）[1]．この研究では子宮奇形や夫婦染色体均衡型転座の症例も含めたため10回以上の人にも胎児染色体異常がみられましたが，これは転座由来の不均衡の症例でした．10回以上の原因不明症例では胎児異常はみられません．胎児異常は予後良好因子でもあるため，10回以上では子宮側の原因と考えられますが，原因の特定には至っていません．

　85％以上の不育症の患者さんが累積的に出産できます．当院で10回以上の流産の後に出産できた患者さんは夫婦染色体均衡型転座，単角子宮が原因の方たちでした．20歳代から流産を繰り返し，夫リンパ球による免疫療法などの様々な治療を試みて10回以上に至った患者さんたちであり，頻度は極めて稀です．昨今の高齢になって妊娠を試みる患者さんの中には，10回も妊娠される方はむしろいないでしょう．

　自費診療のエビデンスで述べた薬剤以外にもイントラリピド，G-CSFなどの臨床試験が報告され，私たちもG-CSFの臨床試験を実施中です[2]．G-CSFは絨毛の発育に必要なサイトカインであり，G-CSFによって幸い出産できる方もいます．19回連続流産した人にプレドニゾロン20ｍｇを投与して出産に至った症例が報告され，私たちも9回流産の患者さんに試みて

成功しました[3]．しかし，これが誰にでもうまくいくわけではありません．他にも妊娠初期に必要な分子による治療の可能性はありますが，原因不明を個別化する必要があります．また，残念ながら，難治性習慣流産を予測する予知因子はありません．

　23回流産を経験した女性が代理懐胎によって出産した症例が報告されました[4]．その後の報告はみられませんが，難治性習慣流産では代理懐胎によって出産可能と考えられます．日本では，妊娠出産によって年間40-50人の女性が死亡しています．救命できた人はさらに多く存在しているとはいうものの，妊婦死亡は氷山の一角であり，妊娠には多量出血，血栓症，妊娠高血圧症候群などのリスクがあります．日本産科婦人科学会は生殖のために誰かにリスクを負わせる代理懐胎を禁止しています．難治性習慣流産は子宮側の異常によることは明らかですが，子宮移植が有効かどうかはわかりません．

　難治性習慣流産の原因解明が重要な研究課題と考えています．

文献

1) Ogasawara M, Aoki K, Okada S, et al. Embryonic karyotype of abortuses in relation to the number of previous miscarriages. Fertil Steril 2000; 73(2): 300-304.
2) Scarpellini F, Sbracia M. Use of granulocyte colony-stimulating factor for the treatment of unexplained recurrent miscarriage: a randomised controlled trial. Hum Reprod 2009; 24(11): 2703-2708.
3) Quenby S, Farquharson R, Young M, et al. Successful pregnancy outcome following 19 consecutive miscarriages: case report. Hum Reprod 2003; 18(12): 2562-2564.
4) Raziel A, Friedler S, Schachter M, et al. Successful pregnancy after 24 consecutive fetal losses: lessons learned from surrogacy. Fertil Steril 2000; 74(1): 104-106.

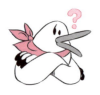
カフェインの影響はありますか？

カフェインは流死産に影響があります．コーヒー，紅茶，緑茶をたくさん飲んでいる人は妊娠前から少し控えましょう．

解説

　カフェインは初期流産や死産に影響します．562人の初期流産を経験した女性と953人の初期流産のない女性を対象として一日のカフェインの量を調査したところ，カフェイン100mg/日の人と比較して量が増えるにしたがって，流産率が上昇し，500mg/日以上摂取している人では流産率は2.2倍（95%CI 1.3-3.8）でした[1]．喫煙者ではカフェインの影響はみられませんでした．これは喫煙の影響が強いためです．非喫煙者のカフェインの影響は胎児染色体異常では認められず，胎児染色体正常もしくは不明の時に認められました．

　一方，331人の胎児死亡を経験した女性と993人の胎児死亡のない女性を対象とした研究において，妊娠前のカフェイン48mg/日以下の人と比較して量が増えるにしたがって胎児死亡率は上昇し，321mg/日以上の人は1.85倍（95%CI 1.18-2.89）となりました[2]．妊娠中のカフェイン摂取ではさらにはっきりとリスクは上昇し，100mg増えるごとに1.22倍（1.10-1.34）リスクが増加しました．

　コーヒー一杯に約100mgのカフェインが含まれますが，紅茶，緑茶にも含まれます．どの程度までなら安全，という基準ははっきりしませんが，妊娠前から控えめにしたほうがいいと言えるでしょう．ただし，心疾患，呼吸器疾患，脳卒中，事故，糖尿病，感染症のために入院した50-71歳の男女

の大規模調査では，カフェイン摂取量が多い人ほど死亡率が低いという研究成果があります[3]．カフェインはいけないばかりではありません．

文献

1) Cnattingius S, Signorello LB, Annerén G, et al. Caffeine intake and the risk of first-trimester spontaneous abortion. N Engl J Med 2000; 343(25): 1839-1845.
2) Infante-Rivard C, Fernández A, Gauthier R, et al. Fetal loss associated with caffeine intake before and during pregnancy. JAMA 1993; 270(24): 2940-2943.
3) Freedman ND, Park Y, Abnet CC, et al. Association of coffee drinking with total and cause-specific mortality. N Engl J Med 2012; 366(20): 1891-1904.

流産を繰り返しても無事に出産できますか？

児の異常については心配ありません．早産，妊娠高血圧症候群，前置胎盤，胎盤早期剥離，帝王切開が少し増加します．

解説

　流産，死産を経験した不育症の患者さんが次回も流産，死産をしやすいことは明らかです．新生児死亡は習慣流産の患者さんで1.2% vs 0.5%（OR 2.66, 95%CI 1.70-4.14）でした[1]．

　生まれてくるお子さんについては，古い論文で多発奇形，ダウン症候群の

頻度が上昇するとされていましたが,最近の論文では先天異常は増加しないことがわかりました[2].先天異常は程度によりますが,約5％にみられます.不育症があってもなくても約5％という意味です.

一方,妊娠中の異常については,早産,それに伴う低出生体重児,前置胎盤,胎盤早期剥離,妊娠高血圧症候群,帝王切開の頻度が増えるとされています[1].早産率は8.1% vs 5.5%（OR 1.54, 95%CI 1.29-1.84）でした.これらの疾患は女性の年齢,肥満,合併症,体外受精の有無なども影響するため,それらの交絡因子を考慮した解析が必要ですが,まだその点で質の高い研究が不十分です.

早産の増加については報告が多く間違いなさそうです.早産の兆候があれば周産期センターでの出産が望ましいでしょう.

文献

1) van Oppenraaij RH, Jauniaux E, Christiansen OB, et al. ESHRE Special Interest Group for Early Pregnancy (SIGEP). Predicting adverse obstetric outcome after early pregnancy events and complications: a review. Hum Reprod Update 2009; 15(4): 409-421.
2) Field K, Murphy DJ. Perinatal outcomes in a subsequent pregnancy among women who have experienced recurrent miscarriage: a retrospective cohort study. Hum Reprod 2015; 30(5): 1239-1245.

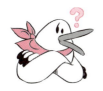
流産後，次の妊娠までどれくらいあけますか？

3か月とか，6か月避妊してくださいと言われることが多いです．しかし，6か月間と言えば1/2歳年を取ることになります．加齢によって流産率が上昇することは明らかであり，妊娠を先送りにするデメリットははっきりしています．流産後に避妊する必要はなく，むしろ6か月未満に妊娠した方が良いことがわかってきました．

解説

　流産後に3か月避妊してください，ということはよく聞きます．流産の原因が感染症などの一時的なことであれば，人間には自然治癒の能力があるため，3か月ほど経過すれば子宮環境が改善されるだろうという推測に基づく提言と思われます．WHOの2005年のガイドラインでは少なくとも6か月の避妊を推奨しました[1]．一方，加齢によって流産率が上昇することは明らかであり，1/2歳年を取ることのデメリットははっきりしています．

　スコットランドの30,937人の最初の流産後の妊娠を調べたbirth cohortによれば，その間隔が6〜12か月の場合と比較して6か月未満の場合，流産（OR 0.66, 95%CI 0.57 − 0.77），異所性妊娠（OR 0.48, 95%CI 0.34 − 0.69），帝王切開（OR 0.9, 95%CI 0.83 − 0.98），早産（OR 0.89, 95%CI 0.71 − 0.89），低出生体重（OR 0.84, 95%CI 0.71 − 0.89）の頻度はいずれも低く，陣痛誘発（OR 1.08, 95%CI 1.02 − 1.23）だけはわずかに増加しました[2]．流産後に避妊の必要はなく，むしろ早期の妊娠の方が出産成功率が高いことがわかってきました．

　次回妊娠前に研究的に免疫賦活薬ok-432や着床前診断を行う場合，妊娠までの時間がかかることがデメリットになることを認識しないといけませんね．

文献
1) Saravelos SH, Regan L. The importance of preconception counselling and early pregnancy monitoring. Semin Reprod Med 2011; 29(6): 557-568.
2) Love ER, Bhattacharya S, Smith NC, et al. Effect of interpregnancy interval on outcomes of pregnancy after miscarriage: retrospective analysis of hospital episode statistics in Scotland. BMJ 2010; 341: c3967.

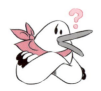

食事はどんなことに気を付けたらいいですか？

バランスの良い食事を心がけてください．特定の食材がいい，悪いということははっきりしていません．

解説

　痩せや肥満が影響することはわかっていますが，不育症と食生活の詳細を解析した研究はありません．

　サプリメントに関して，日本産科婦人科学会は，二分脊椎，無脳症の予防のため妊娠前から葉酸を摂取することを推奨しています[1,2]．葉酸はこれらの先天性疾患の予防に有効であり，他のビタミンA, D, B1, B2, B6, C, ニコチンアミドには予防効果がありませんでした[1]．

　スウェーデンの468人の流産患者さんと921人の妊婦さんを対象とした研究では，妊娠中の葉酸値が正常（2.20-3.95ng/ml）の女性と比較して低値の女性では流産率が高く（補正OR 1.47, 95%CI 1.01-2.14），高値の女性で

は流産率は上昇しない結果でした[3]．一方，中国の23,806人を対象とした二分脊椎予防キャンペーンでは，葉酸を妊娠前から400μg内服した群とそうでない群の流産率に差はみられませんでした[4]．

最近の217,726人を含むメタ解析でも，ビタミンCはどの時期の流死産にも予防効果はありませんでした．論文数は少ないですが，ビタミンA, Eも予防効果はありませんでした[5]．マルチビタミン，鉄，葉酸投与群では鉄や葉酸単独よりも死産のみが少し減少しましたが（RR 0.92, 95%CI 0.85－0.99, 79851人），初期，後期流産には効果がありませんでした．葉酸はどの時期の流死産予防効果はありませんでした．抗酸化ビタミン投与群でも流産予防効果はありませんでした[1]．

質の高い研究成果が十分に報告されているわけではないので，バランスの良い食事を心がける方が現実的と思われます．

アルコールに関しては，不育症についてはあまりありませんが，散発流産についてはいくつか報告されており，妊娠7－11週に，週に5回以上の飲酒によって補正ハザード比3.7（95%CI 2.0－6.8）との報告があります[6]．妊娠初期の飲酒は控えた方がいいでしょう．

Bisphenol A（BPA）はプラスチックの合成に用いられ，食品の容器などに含まれており，エストロゲン作用を持つため内分泌撹乱物質として生態系，胎児への影響が懸念されています．私たちは習慣流産の患者さんと健常女性を比較する横断研究を行い，患者さんにBPA濃度が高いことを報告しました[7]．この研究ではBPA測定にELISA法を用いたことで正確な測定ができていなかった可能性，少数例の検討である点で，さらなる検討が必要であると指摘されました．一方，ダイオキシン類はいったん体内に蓄積されると排出されにくい内分泌撹乱物質です．習慣流産患者さんにおけるPCBs, hexachlorobenzene, DDE濃度は対象女性と比較して差はみられませんでした[8]．環境中の内分泌撹乱物質が流産を引き起こすという論文はいくつかありますが，まだ結論に至っていません．

文献

1) MRC Vitamin Study Research Group. Prevention of neural tube

defects: results of the Medical Research Council Vitamin Study. MRC Vitamin Study Research Group. Lancet 1991; 338(8760): 131-137.
2) Czeizel AE, Dudás I. Prevention of the first occurrence of neural-tube defects by periconceptional vitamin supplementation. N Engl J Med 1992; 327(26): 1832-1835.
3) George L, Mills JL, Johansson AL, et al. Plasma folate levels and risk of spontaneous abortion. JAMA 2002; 288(15): 1867-1873.
4) Gindler J, Li Z, Berry RJ, et al; Jiaxing City Collaborative Project on Neural Tube Defect Prevention. Folic acid supplements during pregnancy and risk of miscarriage. Lancet 2001; 358(9284): 796-800.
5) Balogun OO, da Silva Lopes K, Ota E, et al. Vitamin supplementation for preventing miscarriage. Cochrane Database Syst Rev 2016; (5): CD004073.
6) Kesmodel U, Wisborg K, Olsen SF, et al. Moderate alcohol intake in pregnancy and the risk of spontaneous abortion. Alcohol Alcohol 2002; 37(1): 87-92.
7) Sugiura-Ogasawara M, Ozaki Y, Sonta S, et al. Exposure to bisphenol A is associated with recurrent miscarriage. Hum Reprod 2005; 20(8): 2325-2329.
8) Sugiura-Ogasawara M, Ozaki Y, Sonta S, et al. PCBs, hexachlorobenzene and DDE are not associated with recurrent miscarriage. Am J Reprod Immunol 2003; 50(6): 485-489.

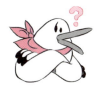

肥満は不育症のリスクになりますか？

日本には body mass index（BMI）25*以上の女性が少ないため，これに関する研究は不十分です．しかし欧米では，BMI 30 以上の女性は，流産，死産のリスクを高めるとされています．体重に問題のある方は無理のない範囲でダイエットをした方がよいでしょう．ただし，適正な体重にしたら流産が予防できたとする臨床研究はありません．

解説

　散発流産に関する 24,738 人のシステマティックレビューによれば，1 回以上の流産の頻度は正常 BMI では 10.7% に対し，体重増加 11.8%（OR 1.11, 95%CI 1.00 – 1.24），肥満 13.6%（OR 1.31, 95%CI 1.18 – 1.46）と肥満の程度によって増加しました[1]．

　習慣流産に関しては，Lashen らは，肥満女性と正常女性を比較して初期流産，習慣流産ともに増加することを示しました（表1）[2,3]．

　Metwally らは習慣流産患者のその後の妊娠を調べ，肥満（BMI>30）だけでなくやせにも次回流産が増加することを示しました[4]．

　Lo らは肥満（肥満≧30），アジア人，年齢，既往流産のリスクを示しました[5]．軽度の肥満ではなく，BMI30 以上がリスクであることが示されました．

　Boots らは，染色体 G 分法に加えてアレイ CGH 法によって子宮内容物

＊ BMI は身長からみた体重の割合を表す指数で，世界保健機関 WHO の基準では 25 以上が過体重，30 以上が肥満とされている．

表1 肥満と習慣流産に関する論文

	研究デザイン	患者：対照	肥満の定義	習慣流産の定義	結果 OR (95% CI)
Lashen et al. 2004 [3]	Case-control study	肥満女性 1644 obese women：年齢のマッチした正常 BMI 女性 3288	肥満 BMI>30 kg/m² 正常 BMI 19-24.9 kg/m²	3回以上の初期流産（妊娠6週から12週）	初期流産 1.2 (1.01-1.46) 習慣流産 3.5 (1.03-12.0)
Metwally et al. 2010 [4]	Prospective cohort	習慣流産患者 491 人の 844 次回妊娠			肥満 1.71 (1.05-2.8) やせ 3.98 (1.06-14.92)
Lo et al. 2012 [5]	Prospective cohort	原因不明習慣流産患者 696 人の次回最初の妊娠	肥満 BMI>=30 kg/m² 体重増加 BMI 25.0-29.99 kg/m² 正常 BMI 18.5-24.99 kg/m² やせ BMI<18.5 kg/m²	3回以上	肥満 1.73 (1.06-2.83) アジア人 2.87 (1.52-5.39) 年齢 1.99 (1.45-2.73) 既往流産回数 2.08 (1.42-3.06)
Boots et al. 2014 [6]	Prospective cohort	次回流産における胎芽染色体結果 117 例	肥満 BMI>=30 kg/m² 正常もしくは体重増加 BMI<30 kg/m²	10週未満 2回以上の反復流産	胎芽染色体正常である相対危険率 1.63 (1.08-2.47)

Sugiura-Ogasawara M. Rest Pract Res Clin Obstet Gynecol 2015 より改変

の染色体が胎芽由来であることを適切に確認できた117例を分析し，BMI30以上の女性では30未満の女性に対して染色体正常流産の割合が多いことを示しました[6]．

これらを総合するとBMI30以上の肥満がリスクということになりますが，症例数が限られているためBMI25以上がリスクとならないだけかもしれません．また，ダイエットの有効性を示す臨床試験は報告されていません．しかし，不育症患者さんが自分でできることは限られていること，肥満が健康にいいはずがないことから，無理のないダイエットはお薦めしてもいいと思います．

文献

1) Boots C, Stephenson MD. Does obesity increase the risk of miscarriage in spontaneous conception: a systematic review. Semin Reprod Med 2011; 29(6): 507-513.
2) Sugiura-Ogasawara M. Recurrent pregnancy loss and obesity. Best Pract Res Clin Obstet Gynecol 2015; 29(4): 489-497.
3) Lashen H, Fear K, Sturdee DW. Obesity is associated with increased risk of first trimester and recurrent miscarriage: matched case-control study. Hum Reprod 2004; 19(7): 1644-1646.
4) Metwally M, Saravelos SH, Ledger WL, et al. Body mass index and risk of miscarriage in women with recurrent miscarriage. Fertil Steril 2010; 94(1): 290-295.
5) Lo W, Rai R, Hameed A, et al. The effect of body mass index on the outcome of pregnancy in women with recurrent miscarriage. J Family Community Med 2012; 19(3): 167-171.
6) Boots CE, Bernardi LA, Stephenson MD. Frequency of euploid miscarriage is increased in obese women with recurrent early pregnancy loss. Fertil Steril 2014; 102(2): 455-459.

あとがき

　名古屋市立大学病院に通院していた母の影響で医師になり，助産師の叔母の勧めで初めて見た生命の誕生に感動して産婦人科を選びました．

　不育症研究を始めたのは，不育症に興味があったからではなく，臨床医としての進路に悩んで大学を訪れた時に，その後，研究の上司となる青木耕治先生と偶然会って研究に誘われたためです．何かを始めるきっかけとはそんなものかもしれません．

　気が付いたら27年がたち，不育症研究がライフワークとなっていました．最初の研究では，「抗リン脂質抗体がなぜ流死産を起こすのか」という機序を調べる凝固系実験を市民病院で勤務しながら行いました．当時の生化学教室は0時過ぎまで大学院生たちが実験をしているブラック教室だったので，臨床の仕事が終わった後でも実験を指導してもらいました．研究を継続したいと考えて大学に帰局し，多くの患者さんを診察しながら「なぜ私は流産を繰り返すのか」という問いかけに答えるための臨床研究を続けてきました．学内外の基礎，臨床の先生方にご指導いただいて共同研究を行いました．また，看護師，助産師，心理士など医療従事者だけでなく，人文社会学，経済学研究者，メディア，行政などあらゆる職種の方に支えていただきました．何よりも患者さんは私の臨床研究の動機づけであり続けました．支えてくださった皆さんに心から感謝いたします．

　2015年4月には名古屋市立大学不育症研究センターが文部科学省共同研究拠点に認定されました．今後はこの領域の第一人者であるStephenson教授，Kutteh教授，Branch教授らとの国際共同研究を推進できればと思います．不育症の85％の方は出産に至りますが，10回以上の難治性習慣流産の原因は解明されていません．この"Super流産"の患者さんたちに原因を説明することが私の研究のゴールです．

　この教科書には，私の診療経験と研究成果が凝縮されています．ですが，なるべく自身の研究成果を客観視するように努めました．一つの論文の結果が正しいとは限りませんから，システマティックレビューを引用し，標準的医療が何かを意識することを心がけました．

　不育症，習慣流産に関わる医療従事者のみなさんと患者さんのお役に立てれば幸いです．

2017年6月
杉浦真弓

索　引

A

Annexin A5　164
APC：anaphase-promoting complex　112
APS：antiphospholipid syndrome　12, 16-20, 34, 37, 40
APTT　23, 27, 33
AT 欠乏症　142

B

BDI：Beck Depression Inventory　177
Biochemical pregnancy　3
BMI：body mass index　225
BPA：Bisphenol A　223

C・D

C3　22
C5　22
C5 阻害剤　39
CBT：cognitive-behavior therapy　186-188
CGH 法　103
chemical pregnancy　4
Clinical miscarriage　3
DIC：disseminated intravascular coagulation　12

E

early loss　2
Early miscarriage　3
ELISA 法　16, 18, 23, 27
embryonic loss　2
ESHRE/EAGS 分類　78
Evidence-Practice gap　9, 115

F・G

FV Leiden　142
FXII　152-157
G 分染法　116

H

hCG　4, 131
HCQ：hydroxychloroquine　39, 40
historical comparison　87
HIT：heparin induced thrombocytopenia　43

I・J・K

IgA　33
IgM　33
Infertility　3
Jones & Jones 手術　85
KCT：Kaolin clotting time　18, 19, 24

L

LA　18, 19, 23, 25
LA 測定　27
LA-APTT　33
Late miscarriage　3
Leiden 変異　143
LPD：luteal phase defect　131

M・N・O

Miscarriage　3
NK 細胞活性　201
obstetric APS　15, 23
ok-432　116, 201

P

PC 欠乏症　142

PCOS：polycystice ovary syndrome 132, 134-136
PGD：preimplantation genetic diagnosis 57, 59, 62-64, 66-70
PGS：preimplantation genetic screening 57, 59, 117, 119-121
PGT-A：preimplantation genetic testing for aneuploidy 57
Pregnancy Wastage 4
primary APS 12
prothrombin 変異 143
PS 欠乏症 142, 143, 149
PS 測定法 148
PT 24
PTT-LA® 24

R

Recurrent early miscarriage 2
Recurrent miscarriage 2, 3
Recurrent pregnancy loss 2, 3
Robertson 型転座 54, 65, 68, 70
RVVT：Russell's viper-venom time 18, 24, 27

S

seronegative APS 33, 34
SLE 37
StaClot LA® 24, 25
STAI：State-Trait Anxiety Inventory 177
statins 40
Stillbirth 3
Strassmann 手術 84, 85
SYCP3 122
SYCP3 遺伝子変異 168

T

TCR：transcervical resection 78
TLC：Tender Loving Care 181
Tompkins 手術 85

V・その他

VTE：venous thromboembolism 141
β2GPI：β2glycoprotein I 16, 17, 22, 23
β2GPI 依存性抗カルジオリピン抗体 16, 17, 28
β2GPI 非依存性 aCL 抗体 28

あ 行

アスピリン 42, 43
アスピリン・ヘパリン療法 202
アスピリン単独療法 36
アルコール 223
アレイ CGH 法 104
アンチトロンビン製剤 140

異常子宮血流 92
異所性妊娠 38
異数性異常 52
一過性脳虚血発作 12
遺伝カウンセリング 69, 70, 171, 212
インスリン抵抗性 134

ウォルフ管 75, 92

栄養外胚葉細胞生検 120, 123
エクリズマブ 39
エピゲノム異常 103

黄体機能不全 131
大うつ病性障害 174
岡崎コホート研究 4-6, 177
夫リンパ球 115, 200
オルガラン 43

か 行

外因系凝固時間 18
下肢深部静脈血栓 12
割球生検 120, 123

カフェイン　218, 219
体細胞分裂　113
カルジオリピン　16

希釈ラッセル蛇毒法　24, 27
キニノゲン　33
弓状子宮　78
凝固系カスケード　18
凝固時間　18
凝固第XII因子　152
共通系凝固時間　18, 27
均衡型相互転座　53
均衡型相互転座保因者　68
均衡型転座　7, 52, 54, 57, 63, 68

偶発抗リン脂質抗体　42

頸管無力症　76
経腟超音波検査　78, 80, 81
劇症型抗リン脂質抗体症候群　12, 39
血小板減少症　37
結石形成　92
血栓形成　18
血栓症　20, 212
血栓性血小板減少性紫斑病　12
血栓性素因と妊娠時血管障害　4, 14
原因不明習慣流産　119
原因不明不育症　114, 164, 171
減数分裂　104, 108
原発習慣流産　87
原発性抗リン脂質抗体症候群　12

抗β2GPI抗体IgG　33
抗β2GPI・カルジオリピン複合体抗体　17
高インスリン血症　134
抗カルジオリピン抗体IgG　32
抗カルジオリピン抗体IgM　33
抗カルジオリピン抗体症候群　16
抗凝固療法　28, 42
後期流産　3

甲状腺機能低下症　130, 134
構造異常　52
抗リン脂質抗体　7
抗リン脂質抗体症候群　3, 12, 16
抗リン脂質抗体症候群合併妊娠　37
抗リン脂質抗体症候群診断基準　12, 13
抗リン脂質抗体測定　26
抗リン脂質抗体測定法　25, 29, 36
コヒーシン　107, 112
コヒーシン複合体　109

さ　行

サプリメント　222
産科APS　28, 34, 38
産科抗リン脂質抗体症候群　15, 23
三倍体　100
散発流産　99

子宮鏡下手術　78, 85
子宮奇形　7, 74, 92
子宮奇形の分類　76, 77
子宮形成手術　85
子宮筋層　92
子宮大奇形　74, 88, 92
子宮内胎児死亡　22
子宮内胎児発育遅延　22
子宮内容除去術　116, 117
自己免疫性甲状腺機能低下症　130
シフト勤務　180
習慣流産　2-4, 15, 64-66
絨毛　76
絨毛外絨毛細胞　200
絨毛外絨毛組織　22
重複子宮　76, 88, 92
静脈血栓塞栓症　141
初期流産　2, 104
女性生殖器奇形の分類　79, 80
腎機能障害尿路系合併症　92

スタチン　39
ストレス　174, 190

スピンドル微小管　111

生化学妊娠　4
生殖教育　212
精神的影響度　175
精神的支援　184, 185
性腺原基　74
性染色体数的異常　54
切迫早産症状　93
セルトリ細胞　75
染色体異常　52
染色体核型　53
染色体均衡型転座　57, 64
染色体構造異常　68
染色体数的異常　98, 104
全身性エリテマトーデス　12, 27
先天異常　220
先天性血栓性素因　140

双角子宮　76, 78, 84, 88, 89, 91, 92
早期流産　3
相互転座　65
早発型妊娠高血圧症候群　15

た 行

第1減数分裂　104
第2減数分裂　105, 106
ダイオキシン類　223
胎芽死亡　2
胎芽染色体異常　98
胎児（胎芽）染色体検査　8
胎児（胎芽）染色体数の異常　99
胎児 well-being　37
胎児 well-being 管理　15
胎児遺伝子異常　103
胎児染色体異常　7-9, 102
胎児染色体検査　9
胎児染色体正常　88
胎盤機能不全　22
多因子遺伝　170
ダナパロイドナトリウム　43

多嚢胞性卵巣症候群　8, 132
ダブルトリソミー　100
単角子宮　76, 88, 92

着床前遺伝子スクリーニング　57
着床前診断　57, 62, 64, 65
着床前診断に関する見解　62
着床前診断に反対するシンポジウム　63
着床前スクリーニング　117
着床前胚染色体異数性検査　57
中隔子宮　76, 78, 85, 88-92
長時間勤務　180

罪の意識　190

低分子ヘパリン　22
低分子量ヘパリン　42, 43, 143
低用量アスピリンと未分画ヘパリン併用療法　34
デルファイ法　39, 78

トリソミー　100

な 行

内因系凝固時間　18, 27
難治性抗リン脂質抗体症候群　38
難治性習慣流産　216

尿路感染　92
尿路系合併症　93
妊娠高血圧症候群　37
妊娠高血圧腎症　13, 156
妊娠の高年齢化　209
妊娠反応　4
認知行動療法　186
妊孕性　177, 210

脳梗塞　12
嚢胞性繊維症　57

は 行

肺塞栓　12
播種性血管内凝固症候群　12
反復流産　3
反復流産後　68

比較ゲノムハイブリダイゼーション法
　　103
ピシバニール　201
ビタミンA　223
ビタミンC　223
ビタミンE　223
ヒドロキシクロロキン　39
肥満　225
表層静脈血栓　12

不安　184, 188
不安障害　174
不育症　3, 4, 15
不育症易罹患性遺伝子　171
不育症の4大原因　6
夫婦染色体異常　7
副角子宮　84
複雑型相互転座　70
不妊症　3, 4, 68
プレドニゾロン／アスピリン療法　38
プレドニゾロン併用療法　36
プロゲステロン　131, 204
プロゲステロン療法　203
プロスタサイクリン　20
分娩時出血　212

ヘパリン　140
ヘパリン／アスピリン療法　38
ヘパリン惹起性血小板減少症　43
ヘパリン併用療法　36
ホスファチジルセリン依存性抗プロトロ
　　ンビン抗体　32
母性神話　190

ま 行

末梢血NK活性　202
豆柴ダイヤル　192
マルチビタミン　223

未分画ヘパリン　22, 42, 43
未分画ヘパリンとアスピリン併用療法
　　37
ミューラー管抑制因子　75
ミュラー管　92

メトフォルミン　134
免疫グロブリン　38
免疫グロブリン大量療法　39
免疫療法　200

モノソミー　100

や 行

優性思想　62

葉酸　222
羊水過少　22
羊水検査　212
抑うつ　174, 179, 180, 184, 188

ら 行

離婚率　177
流産　3
リン脂質中和法　24, 27
臨床的流産　3
倫理的諸問題　61

ループスアンチコアグラント　15

歴史的比較　87
レボチロキシン　130

【著者略歴】

杉浦 真弓（すぎうら まゆみ）

名古屋市立大学大学院医学研究科産科婦人科学教授および不育症研究センター長兼任．
1985年名古屋市立大学医学部卒業．国立浜松病院産婦人科，名古屋市立緑市民病院産婦人科勤務を経て，名古屋市立大学病院で研究に従事する．同大学産婦人科講師，医学部助教授を務めた後，2006年より現職．専門は不育症，習慣流産．

【著書】

『産婦人科研修の必修知識2016-2018』（分担執筆，日本産科婦人科学会，2016）
『生殖医療の必修知識2017』（分担執筆，日本生殖医学会，近刊）
Precision Medicine in Gynecology and Obstetrics（分担執筆，Springer, 2017）
Recurrent pregnancy loss（分担執筆，Springer International Publishing, 2016）

エビデンスに基づいた不育症・習慣流産の診療

2017年8月1日　第1版第1刷 ©

著　者	杉浦真弓　SUGIURA, Mayumi	
発行者	宇山閑文	
発行所	株式会社金芳堂	
	〒606-8425 京都市左京区鹿ヶ谷西寺ノ前町34番地	
	振替 01030-1-15605　電話 075-751-1111（代表）	
	http://www.kinpodo-pub.co.jp/	
組版印刷	亜細亜印刷株式会社	
製　本	藤原製本株式会社	

落丁・乱丁本は直接小社へお送りください．お取替え致します．

Printed in Japan
ISBN978-4-7653-1720-7

JCOPY ＜（社）出版者著作権管理機構　委託出版物＞
本書の無断複写は著作権法上での例外を除き禁じられています．複写される場合は，その都度事前に，（社）出版者著作権管理機構（電話 03-3513-6969，FAX 03-3513-6979，e-mail: info@jcopy.or.jp）の許諾を得てください．

●本書のコピー，スキャン，デジタル化等の無断複製は著作権法上での例外を除き禁じられています．本書を代行業者等の第三者に依頼してスキャンやデジタル化することは，たとえ個人や家庭内の利用でも著作権法違反です．